太極拳養生法

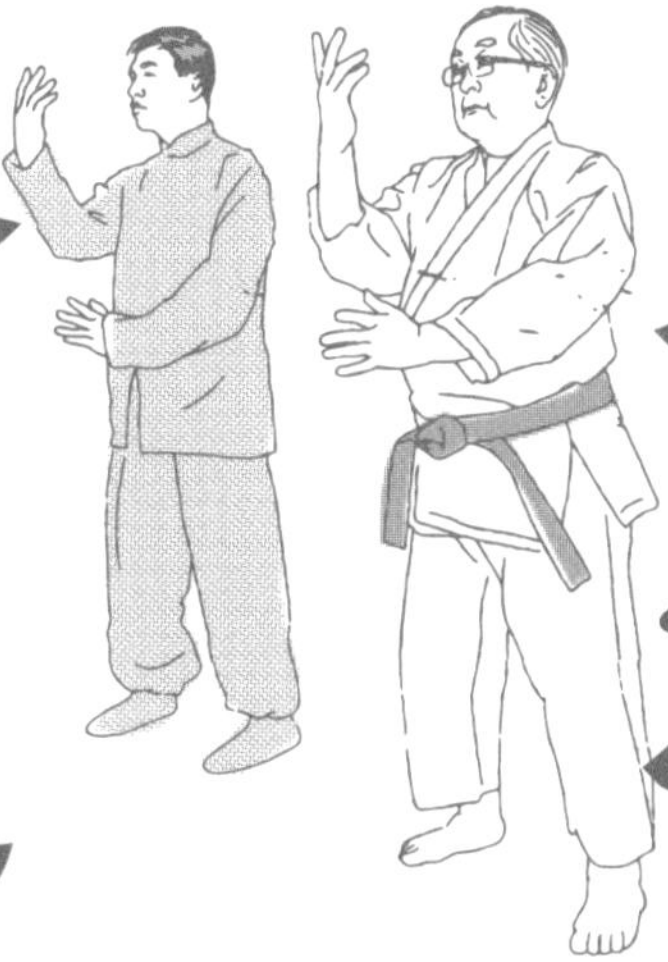

帯津良一
Obitsu Ryoichi

趙耀輝
Zhao Yao Hui

春秋社

まえがき　わが太極拳讃歌
――予感と直観について

太極拳が好きだ！
好きで好きでたまらない

だから一回一回の太極拳を
掌中の珠《たま》のように大事にしている
　掌中貪《むさぼ》り見る
　珠の新たなるものを
詩仙李白《りはく》とならぶ杜甫《とほ》の言葉だ

太極拳とはいつも新たなるもの
言わば一《いち》期《ご》一《いち》会《え》の縁《えにし》だ！
今日の太極拳はこれしかないのだ
いとおしくもなるではないか

だから妄《みだ》りには演じない
まして人前ではやりたくない
未熟者のかなしさ
上手《うま》くやろうという
邪《よこしま》な心が入るからだ

それにしても
なぜこんなに好きなのか
単なる健康法なら
これほど好きにはならないだろう
ただ病気や不調のないからだを
手にするだけの方法なら
ほかにいくらだってあるというものだ

太極拳はまさしく養生法《ようじょうほう》なのだ
生命を正しく養う方法なのだ！
養生法にあって健康法にないもの
それは内なるダイナミズム

すなわちベルクソンの〝生命《せいめい》の躍動《やくどう》〟

生命の躍動とは内なる生命場の小爆発《しょうばくはつ》
小爆発によって生命が溢れ出ると
直観《ちょっかん》が生まれ、生命の躍動が起こり
私たちは大いなる喜びに包まれるという
これもベルクソンの言葉だ

大いなる喜びこそ
自然治癒力《しぜんちゆりょく》を　そして
生命力を発揚《はつよう》する原動力《げんどうりょく》だ！
生命力が高まってこそ、真の健康

さらに生命の躍動が直観を生み
直観が生命の躍動を生むという
好循環《こうじゅんかん》が巡《めぐ》りはじめる

もう、あなたにはおわかりのはずだ

時空を超えて広がる
大いなるいのちの場に
身をまかせての
調身《ちょうしん》、調息《ちょうそく》、調心《ちょうしん》こそ

ダイナミズムを生み
好循環を維持するための
この上ない要因であるということを

そして、そのダイナミズムの
底流には
新たなる世界到来《とうらい》の予感が
鬱勃《うつぼつ》としているのが
最近になって見えて来た

この予感は言うなれば
的中の予感
わが人生最高のときめきだ！

直観が
内なる生命場の小爆発によって
生み出されるのに対して
予感は虚空《こくう》からの伝言

予感と直観が私たちの人生に
与える彩《いろど》りには計り知れないものがある
だから、あなたも私も
太極拳を愛さずにはいられないのだ！

この本を世に出すにあたっては、今までとはちがって共著であること、多少の専門用語の言葉の壁があること、できるだけイラストを駆使するように努めたことなどの理由で、これまでになく難航したことはいなめない。それだけに上梓《じょうし》の喜びは一入《ひとしお》である。趙耀輝先生には心よりお礼を申したい。

本書の刊行に際し、春秋社の神田明会長、編集部の佐藤清靖さん、豊嶋悠吾さん、そしてデザイナーの河村誠さんと、帯津三敬塾クリニックのスタッフのみんなに、心から感謝の意を捧げたい。

帯津良一

平成二五年五月八日

太極拳養生法　目次

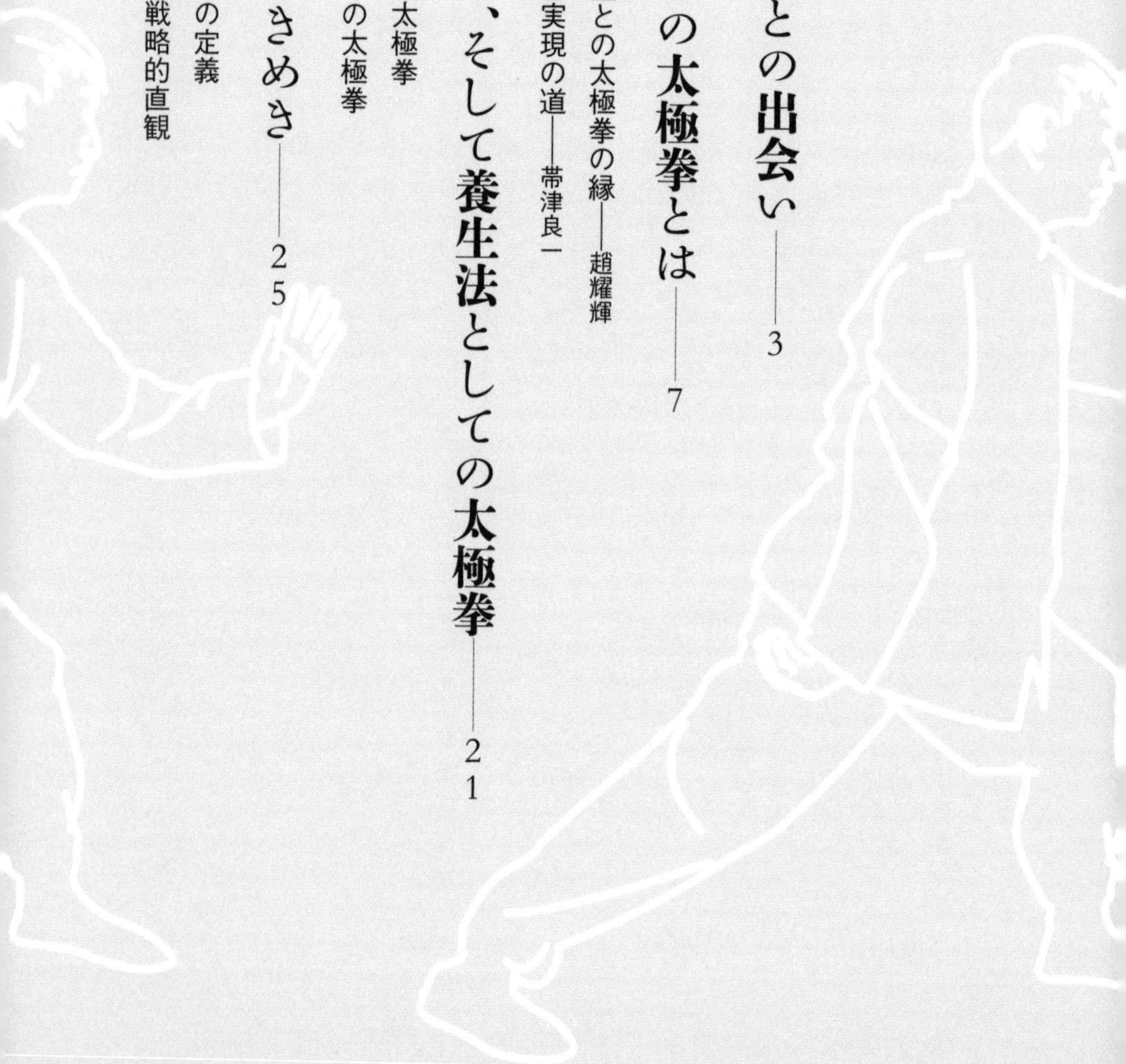

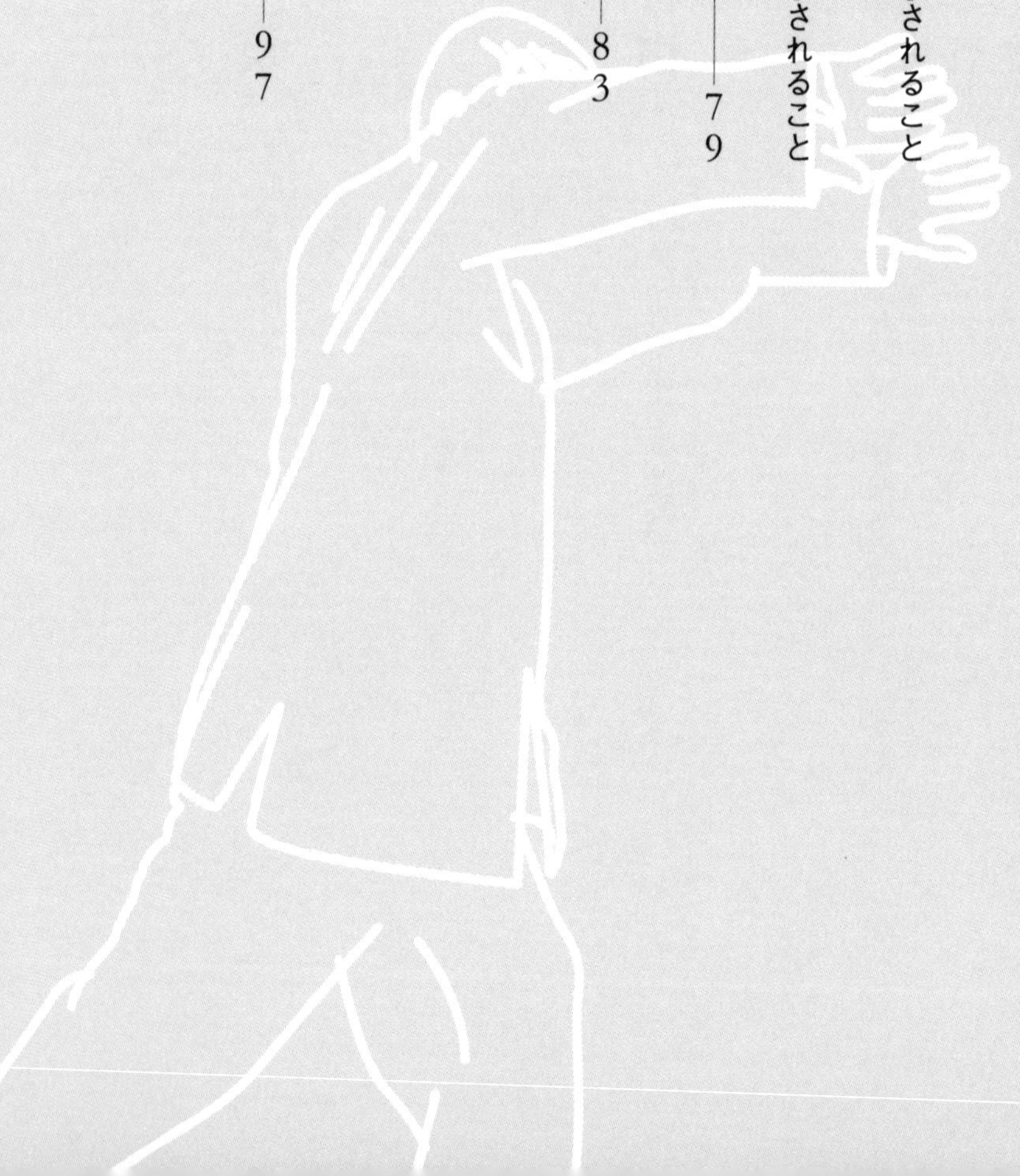

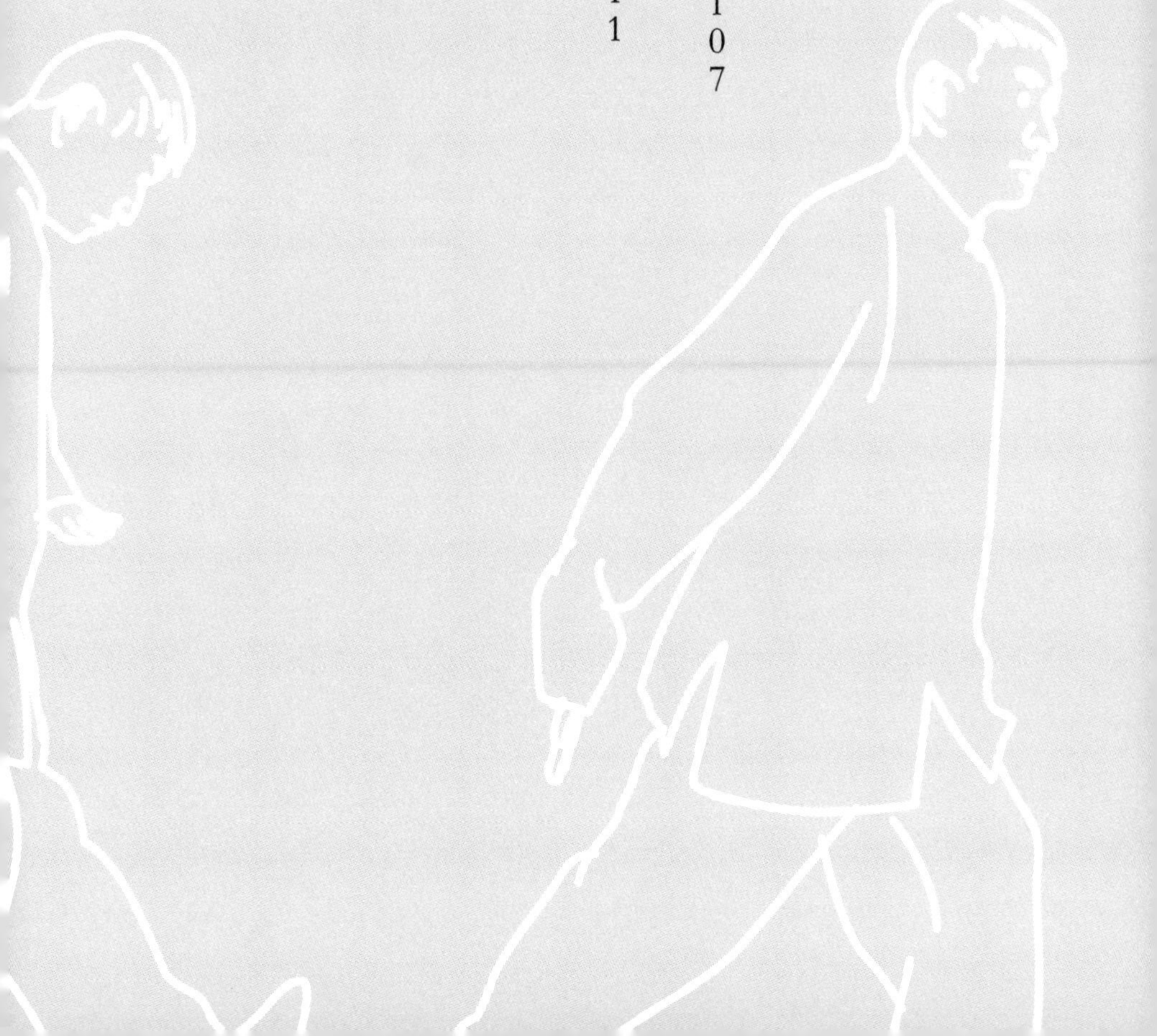

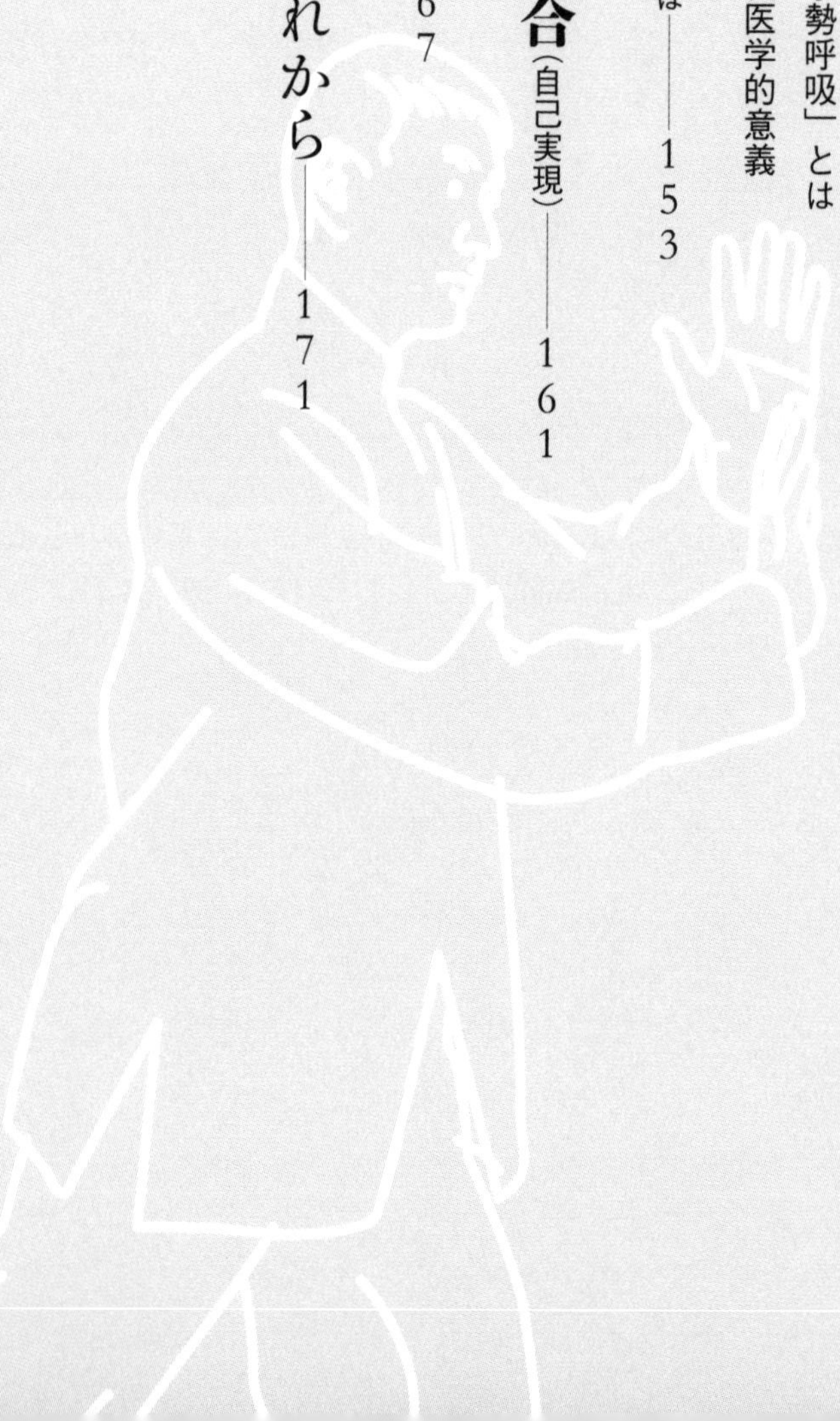

太極拳養生法

一　趙耀輝さんとの出会い

北京の世界医学気功学会に出席した人たちが集まって、わが国における、さまざまな気功関係の団体の大同団結をはかろうとする機運が高まったことがあった。

その活動の一環として、気功大会なるものが、一日、開催された。いつものように基調講演やら学術発表などにまざって、何人かの腕自慢による気功の表演がおこなわれたのである。

その何番目かに、北京の趙耀輝《ちょうようき》さんが登場した。以前、世界医学気功学会の秘書長であった華源《かげん》さんが川越の私の病院を訪問した際、通訳として同行したことがあって、面識はあったが、親しく話したこともなく、趙耀輝さんの人となりは知らない。

演ずるは太極拳。よくわからないが呉式に多少のアレンジを加えたものらしい。最初の動きを一目見て、ある種の感動が胸を突き上げてきた。一挙手一投足、生命があふれ出ているのである。

終って一礼したあと、彼の視線が一瞬、私を射た。彼が控え室に向かうやいなや、私は思わず立ち上がり、控え室に急行した。

「いやぁ、すばらしい太極拳でした」

「先生が、こうしてすぐにお見えになると思っていました」

「……太極拳歴は何年ですか？」

彼は微笑《ほほえ》んで答えない。

「四〇年？」

「……いえ、五〇年です」

それまで、太極拳は四〇年やって一人前というのが持論だったが、五〇年にしてここまで至れるものかと讃嘆の念を禁じえなかった。そのときは、それ以上語らず握手だけして別れた。

数日後、彼の住所をしらべて、お願いしたい儀があるので、池袋の私のクリニックまでご足労願えないかと手紙をしたためた。間髪をいれず、彼はやって来た。

「……あなたの太極拳を教えていただきたいと思って来ていただいたのですが、なにぶん忙しくて、ほかのお弟子さんたちといっしょにというわけにはいきません。そこではなはだあつかましいお願いですが、

（一）月に一回、池袋のクリニックにお出ましいただいて教えていただく。

（二）予習も復習もできません。

（三）期間は二〇年間。

ということで、いかがでしょうか」

いともにこやかに

「はい。よろしいですよ。……二〇年経つと私は七五歳になります。先生は？」

「はい。私は九〇歳になります。……ちょうどよいでしょう」

「そうですね」

ということでスタート。毎月一度、たいていは中旬の水曜日。午後の六時から七時までの一時間の稽古。そのあとは例によって盃を汲み交わす。ところが、初めから期待していたわけではないが、趙耀輝先生、なかなかの呑み手なのである。強くて品があって、かつての楊名時《ようめいじ》先生を髣髴《ほうふつ》とさせるものがある。ひょっとすると天国におられる楊名時先生がご自分の代わりにと差し向けてくれたのかもしれないと思ったりしたものである。

いずれにしても楽しみな二〇年間である。

二　私にとっての太極拳とは

（一）私と帯津先生との太極拳の〝縁〟――趙耀輝

孔子曰く、「人能く道を弘む、道の人を弘むるに非ず」。

孔子曰く、人は道を発揚することができるものであって、道が人を発揚するものではない。人が文化、学術の理論、哲学の思想を創造、発展、伝達させたのであって、文化、学術の理論、哲学の思想が自ら人を変えたのではない……。

「道」とは何でしょうか？　道という言葉は、中国の文化、学術、思想などの中で多様な意味合いを含んだ用語です。この孔子の言葉の中でいう道とは、「学術理論や哲学思想」としてとらえることができます。「弘」とは、「発揚する、すぐれた点を伸ばし広める」という意味です。「弘道」とは、学術や理論を創造、発展、伝達していくこと、そのように私は理解しています。

孔子の言いたかったのは、人間が知識や学術を創造し、発展させ、今日にまで伝えてきたのであり、それが人を離れたら、存在することができなくなり、今日に存在することすらできなくなる、ということなのです。

私が帯津良一先生にお会いできたのは「太極拳の縁」だと思っております。「縁」というものはすごい力を持っています。人生に決定的な影響を与えるものが「縁」ではないでしょうか。

「仏家曰く、縁があれば仏法を聞くことができる、心があれば悟性が出てくる」（仏家曰、「縁仏法聞、心悟性出」）。

太極拳のおかげで帯津先生と親しくなることができました。初めてお会いしたとき、この先生とはずっと昔から太極拳による縁があったのだと確信しました。第六感で私は、これから何十年と先生と太極拳の縁が続くことになると感じています。

人間の縁というのは不思議なものですね。先生と私は、太極拳のありがたいご縁で結ばれました。人生の出会いとは本当に不思議だし、すばらしい。帯津先生とは「忘年交」（お互いに年齢が関係なく友になること）ができ、心から大変嬉しく存じます。初対面のときから気が合うと強く感じていました。

「趙先生、これから二〇年は太極拳をがんばってやりたい」

こうおっしゃったときの先生の表情と言葉を、今でも私は感動とともに覚えています。七〇歳の人生観はすごいですね。生涯をかけて太極拳を自分のものにしたいという先生の志に、とても勉強させられました。

帯津先生からいただいた一番の励ましは、「いつか趙先生と太極拳の本を共著として世に出したい」と言われたことです。私はこの言葉を繰り返し思い起こし、何回も心弾ませました。現代統合医学の第一人者である帯津良一先生と共著を出版できることは、私の人生において夢のような出来事です。帯津先生の「養生・太極拳・気功」の認識はすばらしいですね。

まさに「天の気、地の気が結び合って人になる」（天地合気、命之曰人）という古い諺《ことわざ》そのままの人です。

私たちは「同気相逑、同声相応」、同じ声を出し合い、同じ太極拳の「道」を求め合う、そんなすばらしい同志なのです。

『贈帯津良一先生』

人生遇知己　忘年識帯津　　人生、知己を得るのに年齢は関係ない。
太極拳生縁　求道不問庚　　太極拳の縁で結ばれ、終りなき道を歩む。
良一已古希　不断求悟性　　帯津先生すでに古希、なお悟りを求めて止まず。
再練二十年　道法自然成　　更なる精進二十年、はるかなる道の成るや成らずや。

（二）太極拳は自己実現の道——帯津良一

私が都立駒込病院に勤務しているときだから私は四〇歳台の前半、家内の稚子《わかこ》が四〇歳前というところか。まだ更年期には早いが、頭痛やら肩こりやらの不定愁訴《ふていしゅうそ》に悩んでいた。いろいろ検査をしても原因がつかめない。

それならということで、太極拳でもやらせてみるかということから、彼女に黙って、お茶の水にあった楊名時太極拳の会に入会手続きをとってしまった。彼女はもともとスポーツや武道には縁無き衆生である。

どうなることかと固唾《かたず》を呑んで見ていたところ、あっさりと頷《うなず》いて出かけていった。何がどうしたのかわからないが、いっこうに止める気配もなく、出かけていく。どうやら性が合ったということらしい。

私が中西医結合《ちゅうせいいけつごう》によるがん治療を旗印にかかげた病院を開いたのが一九八二年。これに先んずること二年、中国医学がどのようにして、がんの治療に貢献しているかをこの目で確かめるべく初めて中国を訪れたのである。

そこで、中国医学のエースは気功であるとの結論を得て、そこで新設なった病院に気功の道場を併設したのである。しつらえたメニューは調和道丹田呼吸法《ちょうわどうたんでんこきゅうほう》に八光流《はっこうりゅう》柔術《じゅうじゅつ》、そして楊名時《ようめいじ》太極拳の三功法。いずれも和製の功法である。

さらに「三学《さんがく》修養会《しゅうようかい》」なる養生法の会を発足させた。楊名時太極拳を通じて、養生を果たしていく人を育てていこうというのである。指導は帯津稚子をこれに当てることにしたが、当時の彼女は、まだ奥伝《おくでん》を授けられただけで指導の資格は持ち合わせてはいない。しかし、病院という特殊な世界のことであるから、例外として認めましょうと楊名時先生が許してくださったのである。

いかんせん、気功の認知度はきわめて低い。初めの頃は、気功道場には閑古鳥《かんこどり》が鳴いていた。しかし、三学修養会だけは当初から賑いを見せていた。人々の健康指向のしからしむるところだったにちがいない。

　病院は新設したばかりで、現在のように忙しいこともなかったので、時には三学修養会の太極拳を垣間見ることも少なからず、という具合だった。大学時代に和道流《わどうりゅう》空手を習っていたので、楊名時太極拳の二四の動作の意味がいちいち腑に落ちた。ほとんどの動作が空手の型のなかに納まっていたのである。

　気功道場は相変らず閑古鳥が鳴いていたが、入院患者さんは少しずつ増えて来る。消灯時間が早い分、患者さんたちは朝が早い。皆さん手持無沙汰な様子で歩いている。これはどうしても練功《れんこう》の時間に当てるべきだと思ったが、朝なら気功に関心が湧くというものでもない。三学修養会の賑いぶりを見るにつけ、太極拳なら人を呼べるのではないかと思って、週に二・三回でも朝の太極拳を計画しようと家内に話を持ちかけてみたが、家庭の仕事があるから朝は無理ですよとにべもない。

　そこで仕方がない自分でやるかということで、ある日曜日の午後四時間ばかり家内の特訓を受けることにした。動作はだいたい空手的に理解できていたので、半日でなんとか順序だけは身につけることができた。

　すぐに院内に掲示を出して、さっそく始めたのだから、われながらそのスピーディさには感心した。しかももくろんだ通りに人の集まりもよい。どうやら気功は親しめないが太極拳は健康法として理解しているということなのだろう。

　以来、三学修養会に参加することもなければ、家内に個人的に教えを乞うということもなかったので、まるきりの自己流である。和道流太極拳といったところか。
ただ後年、家内が師範のお許しをいただき、人並に昇段審査をおこなうようになると、「お父さんもいかがですか」ということで、こちらも人並に受けることにした。初伝に始まって中伝、奥伝と進み、やがて準師範までを家内の手からいただいた。

あとは楊名時先生の御前で試験を受けていただいてくださいねと言うので、この年齢で人前でかしこまって受験でもあるまいしということで横着を決めこむことにした。ところが日が経つにつれ、楊名時先生が、折にふれて、帯津先生はなぜ師範を受けないのだろうと訝《いぶか》しんでいるという話が伝わって来る。

楊名時先生とは家内を通じて知り合ったわけだが、初めから、いわゆる馬が合うというのか、なにかにつけて、目を掛けてくれる。先生のご好意に報いるためにも師範を受けなくてはいけないと、清《きよ》水《みず》の舞台から飛び下りるような気持ちで願書を呈出した次第である。めでたく合格。同期に海竜社《かいりゅうしゃ》の下村《しもむら》のぶ子社長がいた。

師範になっても自己流は相も変らず。ただ、楊名時先生とお会いする機会は日を追って増えていった。そして、ある年の瀬、先生は腹壁瘢痕《ふくへきはんこん》ヘルニアの嵌頓《かんとん》のため緊急手術を受ける。この事件を契機に先生と私の間柄は急接近。先生のお人柄を通じて、私の太極拳観は形作られていったのである。そして太極拳の神髄への洞察を深めることによって、私の生きる質が、どのくらい高められたか。このことを思うとき、感謝の念とともに、どうしても、およそ七年間にわたる楊名時先生との交誼について語らないわけにはいかないのである。

先生はずっと以前、おそらく抗生剤《こうせいざい》の普及していない頃受けた虫垂炎《ちゅうすいえん》の手術創に生じた腹壁瘢痕ヘルニアという宿痾《しゅくあ》をお持ちだった。宿痾というといかにも大仰《おおぎょう》に聞こえるが、腹壁瘢痕ヘルニアというのは、たとえば急性虫垂炎の手術の場合を例にあげると、開腹《かいふく》して虫垂を切除《せつじょ》して、閉腹《へいふく》するわけであるが、まず腹膜《ふくまく》を閉じて、次いで筋層《きんそう》を閉じ、最後に皮膚《ひふ》を閉じて終る。

ところが、感染による炎症や急激な腹圧《ふくあつ》上昇によって筋層の縫合部《ほうごうぶ》が開いてしまうことがある。するとその隙間から腹膜を被《かぶ》った腸の一部が皮下に出てきて膨隆《ぼうりゅう》した状態になる。この状態が腹壁瘢痕ヘルニアであるが、平生、出たり入ったりしている分には何の害もない。ところが脱出した腸の一部が腹腔《ふくくう》に戻らなくなると、これを嵌頓というが、腸の血行障害を起こし、そのままにしておくと腸が壊死《えし》を起こして、緊急手術の対象となるというわけだ。

楊名時先生もこの状態で緊急手術を受けて一命を取り留めたが、血行障害を起こした小腸の一部を切除して吻合《ふんごう》したところが綻《ほころ》びてしまったのである。腸の内容が漏れたままにしておくと腹膜炎を起こして致命的になる。そこで、吻合部にドレーンなる管を入れて漏れてくる腸の内容を体外に誘導するとともに、口側《こうそく》に人工肛門《じんこうこうもん》を作って腸の内容が吻合部に達しないようにするのである。これがこのような場合の標準治療なのである。

炎症がおさまってきたので、ドレーンを抜去して、人工肛門を付けたままで退院。およそ六ヶ月間はこのままにしておいて、綻びたところが完治したことを確認して、人工肛門を閉じるというのが、これまた標準治療である。

人工肛門にはビニールの袋が装着され、その袋の中には腸の内容やガスが入ったままで暮らすのだから、なにかと不便である。誰だって、わが身の不幸をかこちたくなるというものだ。

ところが楊名時先生にはその気配すらない。何事もなかったような顔をして、元通りの生活をしている。講演や昇段審査のために全国を飛び廻っているのには舌を巻いたものである。まずはこの時点で、先生の人間としての大きさの一端を垣間見たのである。予定の期日が来て、再入院。人工肛門を予定どおり閉じた。そして退院。ここまでは至極順調。ところがそれからがいけないのである。大便の出が不調で、お腹が脹る。食欲が出ない。毎日がままならないのである。

それでも術後というものはこんなものなのだろうかと思いながらせっせと通院していた。しかし、いっこうによくならない。年が変わって桜前線《さくらぜんせん》の噂もちらほらという頃、さすがの楊名時先生も業を煮やしてしまったのである。

川越（私の病院）に入院する、と私も含めた周囲に宣言されるのである。先生の表情から、その決意のほどを窺《うかが》い知った私としても、もう後へは引けない。お引き受けすることにした。春もまだ浅い三月初旬のことである。

入院の当日、すっかり痩せ細って、血の気の遠のいてしまった顔をほころばせながら、お世話になりますよと挨拶されたあと、希望を二つ言わせてもらいますと言う。何でしょうと注視する私に、次のように語った。

第一は検査でも手術でも、できるだけゆっくりやってください。今日やらないでよいことは明日以降にしてくださいと言う。誰でも早く治して早く退院したいと思うのが常なのに、そう簡単にはいくまい、それならば……という先生の直観《ちょっかん》というところなのだろう。さすがはと感服しつつ肩の荷が少し軽くなったように感じたものである。

そして、二番目は、私はかねてから死ぬ時はこの病院でと心に決めていたので、もし、このたびの治療がうまくいかないで死ぬことがあったとしても、私としてはいっさい後悔しませんので、気楽にやってくださいと言う。

入院に際して、こんなことを言う患者さんは初めてである。後にも先にも楊名時先生だけである。やはり先生は非凡の人である。生来のものなのか、はたまた長い間の太極拳の修行の賜物なのか。そのとき私は自分がなんと答えたのか、よく憶えていない。

入院されてからの先生にも舌を巻いた。栄養管理は中心静脈栄養法《ちゅうしんじょうみゃくえいようほう》。経口摂取はほんのわずか。口寂《くちざみ》しさを和らげる程度である。酒豪にしてきわめて食通の先生の心中はいかにと同情の念を禁じ得なかったが、先生は泰然自若《たいぜんじじゃく》、付添《つきそ》いの女性が傍で食事をしていてもまったく意に介さないし、テレビの料理番組を目を細めて観ているのである。

また、いくらご自分でなんでもゆっくりやってくれと言われても、実際に病態《びょうたい》の把握もままならず、治療方針もなかなか描けないとなると、いかなる人格者といえども、内心の苛立《いらだ》ちが、表情やちょっとした言葉の端《はし》にあらわれるものだが、まったく、その気配がない。

また、担当医師の前では殊勝にしていても、そのぶん、家族の方々に苛立ちをぶつけるということもよくあることなのに、これもまったくない。ただただ敬服の体《てい》だったが、それでもなんとか元気づけたいと思うのは人情である。先生を時々、夜の街へ連れ出すことにした。

行き先は鰻屋さんがいちばん多かったが、先生は中心静脈栄養の管に栓をして、背広に身を固めてお出かけになる。瘠せてしまっているので、その背広が合わない。ぶかぶかである。それでも二〜三盃の猪口《ちょこ》の酒を舐《な》めるようにして口にする。あとは私が飲んだり食べたりするのを目を細めて眺めているだけである。

　こんなことを何回かくり返しながら、検査の結果もそろってきて、諸悪の根源ともいうべき小腸の狭窄《きょうさく》部位《ぶい》がかなり絞りこまれてきた。そろそろ手術に踏み切るべきかと思案しているとき、担当の看護師からのご注進である。

　早朝、先生が、そろそろ手術をしてもらうかなあ、と独り言《ごと》を言ったというのである。しめた！とばかり、回診のとき先生の腹部を診察しながら、そろそろ手術かなあ、と私も独り言。うん、わたしもそう思っていたんだよ、と先生が応じる。かくして入院生活、およそ半年で手術が決定したのである。

　長い待期期間だったが、満を持しただけあって、手術は大成功。これ以上ない経過で、術後二週間ほどで先生は退院。私としては、ただただ天佑神助《てんゆうしんじょ》に感謝するのみであった。

　退院後一ヶ月ほどした頃、先生からの電話である。闘病生活が長かったためか、なんとなく身体が定まらない。一度、往診をしていただけないだろうかと言われる。いいですよ！とばかりに押っ取り刀で出かけて行った。

　広い、先生のお部屋に入るやいなや、往診の依頼が口実であることがわかったのである。なんとテーブルの上にはすでに酒食の用意がなされているのである。そうか、先生は退院後の無聊《ぶりょう》な日々のなかで、酒の相手がほしかったというわけなのだ。

それからというもの、先生のお宅で盃を汲み交わすことが月に二～三回の頻度で七年間近くも続くことになる。いつも互に席につくと、乾盃の前に、互に手帳を出し合って、次回の日程をきめるのである。だから絶対に齟齬《そご》をきたさない。延々と続いていったのである。

楊名時先生の酒は春風駘蕩《しゅんぷうたいとう》にして天衣無縫《てんいむほう》。酒を愛してやまないことにかけては歴史に冠たる陶淵《とうえん》明《めい》（三六五―四二七）や李白《りはく》（七〇一―七六二）の酒もかくぞやと思うばかりである。

先生は他人の悪口を決して口にしない。新聞やテレビで話題になっている政治や経済や社会の話も俎上《そじょう》に乗せない。大相撲《おおずもう》について、プロ野球について、それも長嶋茂雄《ながしましげお》さんと王貞治《おうさだはる》さんについて何回か話題にしたのを想い出すくらいである。

では何について喋っていたのか？　いま思うに、先生の到達した境地が醸《かも》し出す、太極拳のダイナミズム（躍動する活力）のなかに、私の全身全霊《ぜんしんぜんれい》をささげていたということなのではないだろうか。言葉はいらない。まして手を取って太極拳の指導をしてくださったことなど一度もない。ただ、このダイナミズムのなかで、私の太極拳魂《だましい》は培《つちか》われていったのではないだろうか。それも月に二～三回、七年間の長きにわたってである。この感謝の気持ちはあまりにも大きくて、筆舌にはとても尽くし難いものがある。

しかし、七年間の後半になると、

「……私は、生きるも死ぬも在るがままだからね。先生は私の主治医なのですから頼みますよ」

そして、

「……私の死ぬときは、先生の病院ですからね、これも頼みますよ」

という二つの願いが先生の口から、時に発せられるようになった。

正直な話、この二つの願いは私にとっては少なからずストレスにはなっていた。というのも、生きるも死ぬも在るがままということは医学的介入を拒否するということであり、もし、私がついていて介入をせず、先生に万一のことがあったら、どのくらい非難されるかわからない。

それに、私の病院で死ぬといったって、私は常に病院に詰めているわけではない。私がいないが故の粗相《そそう》の可能性は十分にあるからである。それにしても、先生にはある程度、これからやってくる病の予感があったのではないだろうか。

やがて、先生は病を得る。先生は微動だにしない。在るがままをつらぬき通して絶対にぶれない。私は傍で医学的介入のチャンスを狙う。一度だけ大きなチャンスが訪れた。それも最大級の。その病の世界的権威に巡り会ったのである。

先生に話してみると、意外とあっさりと、行ってみましょうと言う。転院して二週間。電話があり、やはり私の病院に帰りたいと言って帰って来るやいなや、もうどこにも行かないからね！と叫んだものである。

再び、在るがままの日々。夜、帰宅する前に先生の病室を覗く。病室の引戸をそっと五センチくらい開けて、左眼で覗き込む。先生がおやすみなら、そのまま閉めて帰るつもりだ。ところが、先生は気がついていたかのようにこちらを注視している。おっ！　帯津先生！と大きな声。枕頭《ちんとう》に立って、

「……何かつらいことはございませんか」

「ない！　何もない。……それより、あなた、早く帰りなさい。明日も早いのだから」

と。私が去った後、付き添いの家人に、本当はつらいことは山ほどあるよ。……でも帯津先生が心配しないように、あのように答えたのだよと話している。

　こんな日々を重ねたあと、ついに最期の日がやって来た。連絡を受けて外出先から病室に戻ると、先生は眼を閉じて下顎呼吸《かがくこきゅう》をしている。先生！と声をかけると、かっと眼を開けて、おおっ！と言いながら右手が出て来た。がっちりと握手。いつもと変らない力強い握手だ。

　次いで左手が伸びる。こちらも力強い握手。そこへ、急を聞いて駆け付けて来たお孫さんたち。一人ひとりと握手をしながら何か喋っている。最後の一人と握手したあと、モニターの波形がフラットに。

　じつに見事な最期である。あぁ、先生はついに生と死を統合されたな！と熱いものが込み上げて来た。ホリスティック医学の究極として、生と死の統合を掲《かか》げて以来、初めてまのあたりにした生と死の統合である。感慨もひとしお。さらに、それが敬愛してやまない楊名時先生によって達成されたことがことのほかうれしい。

　それから三週間ほどして、伊那谷《いなだに》の老子《ろうし》と呼ばれている英文学者の加島祥造《かじましょうぞう》さんの著書を繙《ひもと》いているとき、ヘルマン・ヘッセの詩に出会う。

よろこんで朽《く》ち果て
万有《ばんゆう》のなかに崩壊して行く。

これこそ楊名時先生の死だ！と確信した。

このように私にとっての太極拳とは楊名時先生と共有した、めくるめくような日々であり、その日々のなかで熟成《じゅくせい》された、ときめきの源泉にして、終りなき自己実現の道なのである。

三　武術として、そして養生法としての太極拳

（一）武術としての太極拳

「拳」の文字が示すように、本来は護身の手段として戦うことを目的とした武術が起源である。その戦闘哲学の本質は、体を柔軟に使うことによって、あらゆる場合に備えながらも、何一つ能動的な動作をせずに、静かに客観的事象の変化を見守り、外部からの力が影響しないように自分の身体を調整し、外部の力を無にしてわが身を守るのである。

このように武術としての太極拳は、攻撃術として生まれたものではなく、あくまでも護身の手段として生まれたものである。危険の回避に意識を集中して、緩やかでかつ流れるように動くのである。

この太極拳の運動状態を形容して「上は雲が行くように、下は水が流れるように」（上如行雲、下如流水）という言葉があるが、文字通り行雲流水《こううんりゅうすい》、すなわち空を行く雲と流れる水のごとく、一点の執着なく、物に応じ事に従って動くことをいう。

したがって、太極拳は機先を制することを主張せず、常に「人の後に発動して人を制する」（後発制人《こうはつせいじん》）、さらには「柔をもって剛に剋《こく》す」という原則を強調している。小さな力で最大の戦闘効果を発揮するのである。

古来、中国には「医武同道《いぶどうどう》」とか「医武同源《いぶどうげん》」という言葉がある。武は人と国（家）を救い、医は人の苦難を助ける。老子の『道徳篇』二五章には「道大《どうだい》、天大《てんだい》、地大《ちだい》、王（人）も亦大、城中四大《しだい》有り、而して王（人）も其の一焉《いちえん》に居す」とある。道は大であり、天も大であり、地も大である。しかし天地が生まれた第一の生霊は人であり、人の主たるが王であるからして、王もまた大である。かくのごとく、天地をつらぬく大道のなかには四つの偉大なものがあるが、その第一位を占めるのは人であるという意味である。

医と武はともに生命を正しく養う道、すなわち養生法として中国四〇〇〇年の歴史をつらぬいて重んじられてきたのである。たとえば「能打能治《のうだのうじ》」という言葉がある。相手を打つこともでき、治すこともできるという意味である。このように、本来武術である太極拳が近年になって養生法として広く普及したとしても、その思想的背景を考えるならば、太極拳は武術として呱呱《ここ》の声をあげた、その瞬間からすでに養生法としての体をなしていたことになる。つまり、必要のないときはあえて分けて考えることはないのである。

（二）養生法としての太極拳

さっそくその必要に応じて養生法としての太極拳のアウトラインを明らかにしてみたい。中国の伝統的な養生法といえば食養生、気功そして性養生の三種類がある。太極拳は当然のことながら気功に属することになる。

「気功」という名称自体はそれほど古いものではない。一九五〇年代に北戴河《ほくたいが》気功療養院の劉貴珍《りゅうきちん》氏が、その著『気功療法実践《きこうりょうほうじっせん》』のなかで、「正気を養うことを主たる目的とする自己鍛練法を気功と呼ぼう」と提唱したのが事の始まりであるという。

問題は「気」である。この世の中には、蜃気楼《しんきろう》のように目に見えていながら、実は存在しないものがあるのに、反対に空気のように目に見えないが、確かに実在するものがある。気功における「気」もこれと同じものと考えてよいだろう。つまり、この宇宙、自然、人体は、変化し生成発展する「気」という霊妙な物質によってできているのであり、この気を正しく運用することによって、健康を維持し、増進し、病気を治療しようとするのが「気功」である。そして気功の「功」とは、体内の真気を養うための訓練、運用・活用を意味するという。

四〇〇〇年以前から中国人はこのような考えに基づいた医学を発展させてきた。一九七三年、中国湖南省長沙《こなんしょうちょうさ》の馬王堆《まおうたい》の地において発見された漢代の墓から掘り出された「導引図《どういんず》」には、四〇人ほどの男女が導引に興じている姿が描かれている。

因みに「導引」とは『荘子《そうじ》』の「気を導いて和せしめ、体を引いて柔せしむ」から起こったと言われ、身体をゆり動かして気の流れる路である「経絡《けいらく》」をのびのびさせることを目的とする。これに呼吸法を合わせれば、「導引吐納《とのう》」すなわち気功の前身である。

さらに長生きをする動物を観察しながら、その動きを真似したりして、養生法としての導引術を日常化していったのである。この術は人類早期の「生体工学」（bionics バイオニクス）とも言われている。そして気功の考え方は単に医学ばかりでなく、武術、宗教、思想、芸術、教育などさまざまな分野に導入され、中国文化の重要な要因となっている。

四　太極拳のときめき

（一）ＷＨＯの健康の定義

養生とは生命を正しく養うことである。生命を正しく養うことを目的とする方法論の一つが太極拳であるとすると、当然のことながら太極拳は養生法である。

ここで注意しなければならないのは、養生法といっても、二つのタイプがあるということである。太極拳がどちらのタイプかをはっきりさせなくてはならない。

一つは、身体を労わって病を未然に防ぎ天寿を全うするという〝守りの養生〟である。目標を病がないという一つの状態として静的（static）にとらえている。生命を正しく養うというダイナミズム（dynamism　躍動する活力）が欠如している。養生法というよりは健康法というべきだろう。実際、世に言われている健康法のほとんどはこちらに属している。

もう一つは、日々、内なる生命力を高めていき、死ぬ日を最高に、その勢いを駆って死後の世界に突入するのである。健康というものをダイナミカルな状態としてとらえる〝攻めの養生〟である。死をもって終れりではなく、死後の世界への展望も含まれている。

ところで、ＷＨＯ（世界保健機構）が健康についての定義を変えようとしたのをご存知だろうか。一九九八年三月のことである。

従来の定義は、

「健康とは身体的、精神的および社会的に完全な幸福の一つの状態を云うのであって、決して単に病気や障害の無いことを意味するものではない」

これからの定義として提案されようとしたものは、

「健康とは身体的、精神的、霊的かつ社会的に完全なる幸福のダイナミカルな状態のことであって、決して単に疾病や不調の欠如を意味するものではない」

「霊的」という一文が入っていることに注目だが、健康の概念をこれまでの静的（static）なものから動的（dynamic）なものへと変えようとする意図がありありと見えるではないか。時代の要請とはいえ、さすがはＷＨＯ！　人材がいるなと思ったものである。

たとえば人間ドックである。これはある一時点での身体の状態を示すものであって、あくまでも静的なデータである。決してダイナミックな、つまり躍動する生命力を示しているものではない。まだ総会の承認を得たわけではないから正式の定義とはいえないが、ＷＨＯの健康の定義にもとるものである。人間ドックの結果だけでは健康かどうかを判断するわけにはいかないのである。

もう一つはスピリチュアル（spiritual）である。ここでも〝霊的〟と訳されているが、人間はからだ

（body）、こころ（mind）、いのち（spirit）からなると自明のこととして言われてきたのだから、従来の定義にいのちが欠けているのは不思議といえば不思議なのであるが、わからないわけではない。

それまではわが国の医療、医学の世界で、霊性とか霊的を口にしようものなら、爪弾《つまはじ》きにあうこと必定といった雰囲気があったものである。科学（サイエンス）である医学の世界に、そんなおどろおどろしいものを持込まないでくれと言うのである。

霊性とは何か、いのちとは何かと真剣に考えるならば、まさしくスピリット（いのち）であって、宗教の独占物でもなければ、ましておどろおどろしいものではなく、人間の中心たる核と言うべきものであって、健康について考える上で中心に据えなくてはならないことがわかるはずである。

霊性（スピリット）とは生命《いのち》。生命《いのち》とは内なる生命場のエネルギー。刻々と変化する生命場の動きが脳細胞を通して外部に表現されたものと考えると、心の本体も生命場であって、生命場の重要性はいやが上にも高まってくる。スピリチュアルが新しく加わるのはごく自然な流れとは考えられないだろうか。

そして常にダイナミカルなのはスピリットであるということもわかる。だからスピリチュアルとダイナミカルは対をなしているのである。こうして新しい健康の定義は攻めの養生を内蔵しているのである。

それにしても、この健康の定義についての原案が出来たのが一九九八年。いまだに総会に呈出されないのはなぜなのだろうか。私が推量するに、このようなことの決定は全会一致を旨としていて、根回しの上で、まだその見通しが立たないということではないのだろうか。そうだとすればここは我慢の子である。じっくりと待つしかない。

ただ、当時、この原案について報じられた直後に、二つの新聞がこれについての解説を掲載したが、いずれもきわめて好意的であった。そして何よりも医療の世界にあって霊性を口にしても以前ほどは異端視されなくなったような気がしている。正式な定義には至らなくとも、人びとの心のなかにこの原案が居場所を見つけたといってもよいのではないだろうか。

（二）哲学的直観と戦略的直観

閑話休題《かんわきゅうだい》。ところで攻めの養生の推進力はときめきとひらめきであり、ときめきはベルクソンの哲《てつ》学的直観《がくてきちょっかん》が、ひらめきはクラウゼヴィッツの戦略的《せんりゃくてき》直観が担当している。

まずはときめき。内なる生命場のエネルギーがダイナミカルに煮えたぎって体外にあふれ出るとき、直観が起こる。そして次の瞬間、生命の躍動が起こり、さらに私たちは大いなる喜びに包まれるというのがベルクソンの哲学的直観である。あふれ出るのもときめきなら生命の躍動もときめき、まさにときめきの二重奏である。

太極拳を攻めの養生の有力な方法論として評価する理由は、何よりも太極拳がもたらすときめきにある。

まずは一期《いちご》一会《いちえ》のときめき。どういうことかというと、太極拳の一連の動作には起承転結《きしょうてんけつ》があって、一つの物語の体をなしている。だから太極拳を一度演ずるということは、一つの物語を紡《つむ》ぐようなものである。一つの物語を紡ぐとなれば一日に一回だろう。一日に何回も紡いだのでは、これは冒涜《ぼうとく》というものだからである。

今日の太極拳はこれしかないと心を込めて動く。つまり一期一会のときめきが太極拳にはある。あくまでも一期一会。あるがままの一期一会である。初めからうまくやろうなんて気はない。ただ終ったときは、うーん、まだ未熟だなあとちょっぴり。太極拳というものはこういうものなのである。

次は自己実現《じこじつげん》のときめき。人間、五〇歳までは自我の確立の時期。つまり世のために有為の人間をめざし、これを確立するのである。そして、五〇歳から先は自己を実現する時期。つまり、本来の自分を見つけ出して、これを限りなく成長させていくのである。

一方、太極拳は初めから気功にして武術なのである。武術が途中で気功になったわけではない。気功の性質と武術の性質を共に具《そな》えている。さらに気功にしても武術にしても自己実現の道に変わりはないが、自《おのずか》ら、それぞれの趣《おもむき》というものがある。いつもこうして分けて考えるのは必ずしもよいことではないが、それぞれのメカニズムを明らかにするために便宜上分けてみる。

気功の上達はウィスキーの熟成《じゅくせい》に似ている。ウィスキーに風味《ふうみ》を持たせるには一定の温度で一定の期間、樽に入れたまま酒倉のなかで放置しておくことが必要である。これを熟成というが、気功の場合も、その上達は日数の関数《かんすう》である。毎日、まなじりを決してやることよりも、ある一定の日数を経なければならない。一年やれば一年の気功、一〇年やれば一〇年の気功である。

そして、ウィスキーの場合の一定の温度にあたるのが、日々内なる生命場のエネルギーを高めつつ、攻めの養生を果たしていくのだという志ということになる。この志さえあれば、あとは日数を刻んでいけばよいのである。志を果たしていくときめきと日数を刻んでいくときめきということであろうか。

一方、武術の面からみれば、日々精進、日々向上のときめきか。鍛錬の権化のような宮本《みやもと》武蔵《むさし》。その宮本武蔵があこがれた柳生石舟斎《やぎゅうせきしゅうさい》。そのまた師である上泉《かみいずみ》伊勢守《いせのかみ》秀綱《ひでつな》。いずれも死ぬ日まで、上を目指していたにちがいない。

この気功としての側面と武術としての側面を合わせれば自己実現ということになる。自己実現に終りはない。この道は死を越えて、虚空に向かってまっすぐに伸びている。中国は内モンゴル自治区のホロンバイル草原。草を分けて地平線に向かってまっすぐに伸びる道を一望するときのときめき。あるいはアメリカはアリゾナのモニュメント・ヴァリー。赤土の曠野を切り裂いて青空に向かって伸びる道を行くときのときめきはどうだ！

そして最後が太極拳ののびのびした自由闊達な動きである。これは虚空という偉大な空間のいのちの場に身をまかせて動くがゆえの自由闊達さにほかならない。自由こそ健康の本質。どうしてときめかないでいられようか。

そして最後に力説しておきたいことは、ときめきのチャンスは生きとし生ける者、誰にでも平等に与えられているということである。あとはそのチャンスを確実に物にすることである。そのためには、日々、ある種の覚悟をもって生きることに尽きるのだ。

君、今日という一日を、ゆめ、疎《おろそ》かにすることなかれ！

五　太極拳のひらめき

人生、つつがなく生きればよいというものではないだろう。人生には彩りが必要だ。生涯にただ一度だけでもよい。わが胸に熱き血潮をたぎらせることができれば、わが人生はわが手中にあり、この世に生をうけたかいがあるというものだ。

もう三〇年以上も前のことだが、指揮者の小沢征爾《おざわせいじ》さんが、アメリカの大きな音楽関係の賞を得たことがある。そのことを伝える新聞記事のなかに小沢さんの受賞の弁ともいうべき談話が載っていた。「私には的中《てきちゅう》の予感があった」と述べているのだ。「的中の予感」！　この一言がわが胸にぐさりと突き刺さったのである。記憶に間違いがなければ、この賞も、芥川賞《あくたがわしょう》やアカデミー賞のように、まず数人の候補者がノミネートされる。そのノミネートされた段階で、小沢さんには、この賞はかならず俺のところに来るという予感（ひらめき）があったというのである。

的中の予感！　いい言葉だ。別にしらべたわけではないが、ノーベル賞の受賞者もいずれかの時点で、この的中の予感に襲われるのではないだろうか。ノーベル賞なんて、私にとっては縁無きもの。誰が受賞しようと羨しいこともないが、この的中の予感だけは羨しいことしきりといったところである。

しかし、この的中の予感も、ある日、突然虚空《こくう》からやって来るものではないだろう。まずはノミネートされなければならない。自らの仕事ぶりが認められなければ始まらないのである。その上に、日々攻めの養生を果たしている者の心のなかにこそ、的中の予感は芽生えるのである。つまり、ある種の覚悟をもって生きることによって、その予感を生み出す土壌が限りなく豊饒《ほうじょう》になっていくのではないだろうか。

もし、予感と直観がこの世になかったらどうだろう。私たちの人生はきわめて無味乾燥《むみかんそう》。つまらないものになってしまうのではないだろうか。時々現われる予感と直観が私たち一人ひとりの人生に彩《いろど》りと潤《うるお》いを与え、ひいては生きがいに輝きを与えているのだろう。

ときめきが直観を生み、直観がさらなるときめきを生むということは前章で述べたとおりである。同じように、ひらめきが予感を生み、予感がさらなるひらめきを生むのではないだろうか。

ひらめき（閃き）といえば、なんといってもクラウゼヴィッツだ。

カルル・フォン・クラウゼヴィッツ（Karl von Clausewitz）。ナポレオンと戦ったプロイセンの軍略家。その著『戦争論《せんそうろん》』は軍事理論の古典として、いまでも「岩波文庫」の一角を占めている。

一七八〇年に生まれて、一八三一年没。戦死ではなく、腸チフスのような感染症によって斃《たお》れたという。『坂の上の雲』で有名な日本の軍略家、秋山真之《あきやまさねゆき》中将が慢性虫垂炎による腹膜炎で斃れたことと符合《ふごう》するのは妙というべきか。

また、彼の生きた時代は、中国史を繙《ひもと》けば乾隆帝《けんりゅうてい》（一七一一―一七九九）に始まる清朝の最盛期。われらが太極拳が形を成していった時代と符合するのも面白い。

そのクラウゼヴィッツが、多くの戦術を統合して〝戦略《せんりゃく》〟に止揚することの重要性を説きながら、戦略とは〝ひらめき〟であるという。じつに重みのある言葉ではないか。そしてそのひらめきも、私たちが思っているような、ある種の感覚としてのひらめきではなく、むしろステップを踏んで起こる思考に近いものだという。

そのステップは五段階から成る。

一、歴史上の先例にならう。
二、平常心に立ち返る。
三、戦場ないしは戦局を一瞥《いちべつ》する。
四、ひらめく。
五、不屈の意志で遂行する。

つまり、どういうことかというと、まずは似たような局面で勝利をおさめた先例を洗い出し、整理をして、いつでも範として採り上げられるように心のなかの引出しに納める。

納めたら、先例についてのとつおいつの思案をすみやかに捨て、平常心に立ち返る。この切替えはそう簡単ではないが、まずは場数を踏むことである。

そして、戦局を一瞥する。この一瞥こそ戦略の最重要案件、キーポイントである。一瞥によって大局をつかむのである。大局観と言い換えてもよいだろう。細部を熟視したり、全体を観るにしても分析的思考が伴っていては大局を観ることはできない。大局を観ることができなければひらめきは生まれては来ない。ひらめきがなければ戦略にならないのであるから、一瞥がいかに大事か、身に沁みて分かるというものである。

人生も一種の戦局である。わが人生を正真正銘わが物にするためには一瞥にたけていなくてはならないのだ。どうすれば一瞥にたけることができるのか。これも場数の問題だろう。一瞥の名手にして初めて人生の達人といえるのである。攻めの養生を果たしながら、一瞥の名手になっていく。考えただけでも楽しくなるではないか。

この一瞥に気がつかないがために、相も変らず、冥府《めいふ》をさ迷っている無明《むみょう》の人々の例を一つ挙げておこう。たとえばがんという病気である。がんはからだだけの病気ではなく、こころにもいのちにも深くかかわった人間まるごとの病気である。だから、主としてからだを対象にする西洋医学が手を焼くのは当然といえば当然なのである。

人間まるごとの病に対しては人間まるごとを扱うホリスティック医学をもって、これに当たらなければならないのである。ところが一つの方法論としてのホリスティック医学を私たちはまだ手にしてはいない。

そこで、主としてからだを対象とする西洋医学と、主としてこころやいのちを対象とする代替療《だいたいりょう》法《ほう》を合わせた統合医学をもって、がんに当たることになる。双方が互いを敬い合い肚《はら》の底から力を合わせれば、現状でも限りなく理想のホリスティック医学に迫ることになるのに、それができない。

その最大の要因はエビデンス（科学的根拠）が乏しいとして、西洋医学が代替療法を排斥するところにある。いまだ科学が解明していないこころやいのちにはたらきかける代替療法が十分なエビデンスを備えるわけがないのである。だからエビデンスが乏しいのはなにも代替療法の責任ではなく、未熟な科学の責任なのである。

ここのところさえ認識できれば代替療法を上手に扱って統合医学の実を取ることによって治療成績の向上に資することができるのである。まったくもってもったいない話なのである。

ではどう扱えばよいのか。エビデンスのある部分は要《よう》素《そ》還元論《かんげんろん》にしたがって分析的に観ていけばよいのである。つまり熟視である。一方、エビデンスのない部分はこれをいくら熟視しても何も出てこない。ここは全体論にしたがって戦略的直観を駆使していけばよいのである。すなわち一瞥である。

要するにわきまえて熟視と一瞥を使い分ければよいのである。最近、一瞥とはホリスティック医学の手法の一つであると思えてきている。

六　流派とその存在意義

（一）拳とはなにか

拳には①にぎりこぶし、②こぶしや足を使う武術の類、③ジャンケンのような拳を用いる遊技の類の三種類の意味があるが、『中国武術大辞典』（人民体育出版社、一九九〇年）には次のように記載されている。

①徒手《としゅ》武術。明《みん》代の武将何良臣《かりょうしん》が編集した兵法書『陳紀《ちんき》』技用《ぎよう》では、武術を学ぶにはまず拳を、次に棍《こん》を学ぶとある。

②武芸の総称。民間の多くの武術の練習を称して「練拳《れんけん》」と言う。

③力。勇ましい。『詩経《しきょう》』（五経の一つ。中国最古の詩集。孔子の編とも）には、拳がなく勇がないと職は乱れる、拳は力なりとあり、『国語《こくご》』（春秋時代の国別の記録を集めた書。著者不明）には、拳勇は頼り

になる、とある。

④武術の手型の一つ。手の指を巻き込むように曲げて握ると拳になる。別名を捶《すい》と呼ぶ。拳の各部を拳面《けんめん》、拳背《けんぱい》、拳輪《けんりん》、拳眼《けんがん》と称する。（90頁参照）

（二）太極拳とは何か――名称の由来

中国の『簡明武術辞典』（黒竜江人民出版社、一九八六年）での解釈では、

「中国拳法の一種。創始は清代（一六一六—一九一九）の初期。乾隆帝《けんりゅうてい》治世の間（一七三五—一七九五）に山西の民間武術家の王宗岳《おうそうがく》氏が『周子全書』（宋代の道学家周敦頤《しゅうとんい》の著作）を土台に『易経』の太極陰陽の哲理に基づいて、拳法の道理を解明して『太極拳論』を著《あらわ》した。ここに「太極拳」という名称が確定された」

命名者の王宗岳には明代末の人との説もあり、その氏素生には定かでないところもあるが、「太極拳」そのものは王宗岳が新しく発明した拳法ということではなく、以前から長拳《ちょうけん》とか十三勢《じゅうさんせい》と呼ばれていた拳法が『易経《えききょう》』の太極陰陽の哲理に基づいていることを知って、長江や大海のように滔々と流れて絶えることのないものとして命名したと言う。

王宗岳は、槍をふらせば天を貫くほどに気が通り、大刀は地をふるわせてうねったという。老子の思想に深く通じ、相当の達人であったことは歴史的事実として記載され、とくに彼の太極拳理論が現

代にまで残ったのは、その理論の重さと器の大きさのためで今後、太極拳の研究と継承のためには非常に重要な文化財産と言えよう。

「太極拳とは何か？」に一言で答えるならば、「中国伝統武術の一種で、〝太極〟という根本的な思想理念を全ての指導原則とする拳法である」となろう。

（三）太極拳の源流

中国ではたくさんの武術の専門書ないしは辞典が出版されてはいるが、いちように太極拳の〝創始時代〟としては〝清代の初期〟すなわち、およそ一七世紀の半ばから一八世紀の始め、と説明するだけにとどまり、太極拳の沿革について、具体的にいつの時代に、どこで、誰がこれを創始したかについては、言及を避けているふしがある。

じつは、太極拳がいつ、誰によって創始されたかについては、昔から諸説があり、いまでも資料の上で完全に信頼できる定説はない。

すでに漢（前二〇二—後二二〇）の時代には大量の武芸に関する著作が出現し、『漢書《かんじょ》』（二四史の一つ。前漢の歴史を記した書。後漢の歴史家、班固《はんこ》撰、八二年）には「兵技芸　十三家、一九九編」にわたる武術に関する著作が記載されている。梁《りょう》代（五〇二—五五七）には韓拱月《かんこうげつ》・程霊洗《ていれいせん》・程珌《ていひ》などが現われ、唐代（七—一〇世紀）には、ようやくこの拳法が世間に知られるようになり、于勧子《うかんし》、許宣平《きょせんへい》、李道子《りどうし》、殷利亭《いんりてい》のような名人たちの存在が記されている。

ほかにも、民間で代々伝承されてきた諸説もある。たとえば、この拳法のおおもとは宋代（九六〇―一二七六）に武当山《ぶとうざん》（中国湖北省《こほくしょう》西部の山。道教寺院群あり、世界遺産）に住んでいた張三峯《ちょうさんぽう》氏が創始した太極武当拳《ぶとうけん》であるとか、明代（一三六八―一六四四）の張三豊《ちょうさんぽう》氏であるとか、明代の名将戚継光《せきけいこう》の手柄によるとか、山西省の王宗岳とか、河南省出身の陳王廷《ちんおうてい》だとか、諸説紛紛《しょせつふんぷん》の様相である。

一方、戚継光がそれまでに民間に伝えられていた一六種類の拳法をまとめて著わしたと言われている『拳経《けんけい》三十二勢《せい》』のなかに出てくる二九種の拳勢の名称が現在おこなわれている太極拳各派によって継承使用されている事実からみると、太極拳の創始における戚継光の功績は各流派とも認めざるを得ないところである。

いずれにせよ、太極拳は中国四〇〇〇年の長い歴史のなかで、人々が代々の経験を継承・発展させ、とくに王宗岳の『太極拳論《たいきょくけんろん》』が著わされてからは、その思想と理論の指導の下で絶えず創意工夫を加え、太極拳を発展させてきたと言えよう。

（四）太極拳の流派

いまから三〇〇年余り前の明代末期に河南省出身の陳王廷《ちんおうてい》が「陳式太極拳」を創始した。それ以来、太極拳の流派が次々と興《おこ》り、陳派のほかに楊《よう》、武《ぶ》、呉《ご》、孫《そん》が現在の代表的な伝統流派五派を形成している。

過去の永い歴史を反映して、これら五つの流派に分類するのが一般的であり、この伝統五派は、それぞれの創始者あるいは代表的な継承者の姓をとって、「陳式」「楊式」「武式」「呉式」「孫式」と呼ばれている。

各流派に共通する基本功として「十三勢」（掤《ほう》・捋《りい》・擠《せい》・按《あん》・採《さい》・挒《れつ》・肘《ちゅう》・靠《こう》・進《しん》・退《たい》・顧《こ》・盼《へん》・定《てい》）があり、基本功を習得した後、「套路《とうろ》」、「推手《すいしゅ》」、「散手《さんしゅ》」と進むのが一般的である。なお、十三勢のなかに流派ごとにさらに細かい「太極拳の技法」がある。

ちなみに、套路《とうろ》とは、中国武術における「一つの技」と「一つの技」を繋げて続ける訓練方法で、連続的な攻撃方法、防禦方法、站椿法《たんとうほう》（姿勢）、手法、歩法、呼吸法、真気運行法《しんきうんこうほう》などを統合的に盛り込んだ一連の身体運動の順序のことである。

また、それぞれの流派において剣《けん》・刀《とう》・杆《かん》・槍《そう》などの器械（武器）を用いた套路を伝承しているが、その内容は流派ごとに異なる。中国武術において器械は手の延長と見なされ、徒手の応用であると同時に修練法の一種としておこなわれている。

太極拳においても、太極剣、太極刀などの「器械套路」と太極拳の「徒手套路」は同一原理に基づくものであり、器械を練習することによって太極拳の理解がより深まり、武功の成長が促されると考えられている。

たとえば、太極剣の剣尖まで勁《けい》（力プラス気）を伝えるように剣の練習をすることで、全身の統一をはかり、発勁《はっけい》（激しく力を発す）するための有効な練習になる。また、剣には刃がついているため、徒手より動作に意識を集中しやすく、気功武術的な鍛練として高い効果が期待されている。

一九五〇年代に中国の国家体育委員会が、ソ連の科学的体育観にならって、太極拳の「武術」から「体育」への転換をはかることによって現代の、もう一つの太極拳が誕生する。すなわち国家委員会は「楊氏太極拳」をもとに、それを体育化した簡単な套路をつくり、太極拳各流派の長所を採り入れ、誰でもできるような簡単でやさしい姿勢を選んで「簡化《かんか》太極拳」を組み立てた。

一九五四年、雑誌『新体育』に「簡化太極拳二四式」を発表。翌々年の五六年八月には、正式にこれを国家「制定拳《せいていけん》」として発表。ここで初めて、もう一つの太極拳が世に出ることになったのである。

ここで太極拳は伝統拳《でんとうけん》（武術として継承されて来た伝統的な太極拳）と、制定拳（表演競技用につくられた統一套路、規定拳ともいう）に大別されることになったのである。ここで伝統的な五大流派を紹介しよう。

陳《ちん》式……太極拳に特徴的な柔らかさや緩やかさの上に力強さ、猛々《たけだけ》しさを含み、「剛柔相済《ごうじゅうそうさい》」、「快《かい》慢兼備《まんけんび》」を特色としている。中国武術における力の発し方を「発勁《はっけい》」と言うが、陳式の発勁方法は素早くかつ激しい「明勁《めいけい》」（強くはっきりした力）を重視し、剛柔《ごうじゅう》の要素を等しく含みながらも、「震脚《しんきゃく》」と呼ばれる強く脚を踏みならす動作を取り入れた上で、「纏絲勁《てんしけい》」（四肢、体幹など全身の螺旋状《らせんじょう》の動きに基づく勁）によって全身の勁を統一的に運用する方法である。跳躍動作も含めて、すべての動作に「螺旋纏絲勁《らせんてんしけい》」がかかっているのが特色である。

楊式……この太極拳は、非常に柔らかい動きをすることから、「綿拳《めんけん》」、「化拳《かけん》」とも呼ばれ、年齢、性別、体力を問わず習得できるのが特色である。「大架式《たいかしき》」（動作が大きくのびのびしている）の動作はのびのびとして柔らかく、発勁法も緩やかな「暗勁《あんけい》」（激しい打撃動作を伴わない発勁）であるため、最も広く普及している流派である。元来は剛の要素も含んでいたが、現在は柔一色、緩やかで流れるような動きが健康、長寿にも良いとされ、武術としてよりも健康太極拳として広く普及している。

呉式……この太極拳は緊密でまとまった「小架式《しょうかしき》」（姿勢が小さくまとまり、運動の幅が狭い）、独特な斜形中正姿勢《しゃけいちゅうせいしせい》（斜めに構えてまっすぐに）による「斜中寓正《しゃちゅうぐうせい》」を編み出し、満州族のシュアイジャオ（投げ技を中心とする武術）に由来するといわれる前傾姿勢が特徴的である。

武式……この太極拳は「開合太極拳」（套路のなかに開合の動作を多用する、開合は１４８頁参照）とも呼ばれている。その技は精巧緻密にして、姿勢の高い小架式ですきなく構成されていて、含蓄が深いといわれている。厳密な身体の運用と実践的側面を伝える流派。運動幅は小さく、推し出す手は足の先を越えず、引き寄せる手や腕は体に密着させない。簡素にして明快、実践的な太極拳である。

孫式……特徴は「転換霊活」（猫のようにすばやく転換する）。形意拳《けいいけん》＊、八卦掌《はっけしょう》＊＊、武式太極拳の三派の共通点と要素を理論だて、一つの体系にしたのが孫式太極拳である。形意拳の特徴である「活歩」（小幅にすばやく動く）と開合手を用いることから「開合活歩太極拳」とも呼ばれ、開合によって動作を連関させ、快速な活歩によって転換する。

＊形意拳……太極拳・八卦掌とともに内家拳（古い武術の一つ。宋代、張三豊が起こしたといわれている）の一つ。清朝末期、李洛能《りらくのう》の作。「跟歩《げんぶ》」（１０１頁参照）が特色。

＊＊八卦掌……内家拳の一つ。清代中葉、董海川《とうかいせん》の作。多彩な掌法が特色。

（五）なぜ流派というものが存在するのか

流派が存在する理由であるが、それは次のようにまとめられるであろう。

（一）場がダイナミズム（躍動する生命力）を得たとき、これを文化と呼ぶ。特定の文化が特定の流派を生む。

（二）各流派とも永い歴史のなかで独特な技法と風格を身につけていった。

（三）同じ世界観を持つ人々が切磋琢磨することによって団結力が強まる。

（四）その流派の特性、個性の魅力が人々を引き付けてやまない。

（五）武術の原点は、生きるか死ぬかという時に個性が最大限に発揮されることにある。そのためには個人個人が自分に最も適した流派の技法と風格を徹底的に身につけなければならない。いわば終りなき自己実現を流派のなかで求めていくのである。

（六）そして、私たちは縁ありて、その流派に身をまかせたのだから、その流派の継承と発展を願うのは人情というものだろう。ここには先達たちの、そして同世代の仲間の血と汗が滲み込んでいる。後世の人々が、長い年月をかけて膨大な代価をついやすことのないよう、私たちは太極拳の「道」を明らかにしておく責任があるのではないだろうか。

このように理解するとき、私たちは自己実現を追い求めつつ、流派の真骨頂を後世に伝えていこうではないか。あるいは流派を超えて、太極拳の真意を伝えていこうではないか。中国の古代には「門を尋ねて入る、門を破って出る」（尋門而入、破門而出）という名句があるのだから。

七　太極拳はなにを目指すか——気功の三要から太極態へ

（一）調身・調息・調心

調身・調息・調心を気功の三要と言う。太極拳を気功としてとらえるならば、当然、太極拳の三要ということになる。

調身とは身をととのえること。身をととのえるとは身を正すこと。身を正すとは、「上虚下実」、すなわち上半身の力が抜けて、臍下《せいか》丹田《たんでん》、腰脚足心《ようきゃくそくしん》（白隠の『夜船閑話』にある言葉）に力が漲った状態を言う。

調息とは息をととのえること。息をととのえるとは、長息（ゆったりした長い呼吸）と短息（ハッハッハッという短い呼吸）の別はあるとしても、いずれにしても一定のリズムにしたがった呼吸であり、多くの場合、「呼《こ》主吸従《しゅきゅうじゅう》」つまり吐く息に心を込める呼吸である。

調心とは心をととのえること。心をととのえるとは、雑念を払って、ある一点に集中できる心を準備することである。

これらの三要はそれぞれが独立したものではなく、互いに凭《もた》れ合ったものであることは言うまでもない。たとえば、身がととのうためには、まずは心がととのわなければならず、身がととのえば、自ら息もととのうというようにである。

さらに、三要といっても、あるタイミングで静止した状態（スタティック、static）を示すのではなく、内なる生命場は煮えたぎり、いままさにそのエネルギーは溢れ出ようとする、ダイナミカルな状態を示していることを忘れてはならない。中心にダイナミズム（躍動する生命力）を据えた上での、調身・調息・調心なのである。

ここで生命力について少し触れておこう。私たちの体内には当然のことながら電磁場も重力場も存在するが、それだけではなく、より生命に直結した、たとえば中国医学でいう〝気〟のような物理量が存在して、〝気場〟のような場を形成していることは十分に想像できることではある。

気の存在はまだ確実に証明されたものではないように、そのほかにも同じような物理量が存在する可能性もあるので、ここはひとまとめにして〝生命場〟と呼ぶことにしている。さらに、その生命場は閉ざされた存在ではなく、穴だらけの皮膚や呼吸を通じて環境の場と通じている。あるいは環境の場の一部として私たちの内なる場は存在すると考えてもよいだろう。

環境の場（果ては虚空の場になる）のエネルギーを〝いのち（スピリット、spirit）〟と呼び、内なる生命場のエネルギーを〝生命《いのち》（ソウル、soul）〟と呼ぶことにする。虚空の大いなる場のエネルギーの一部が私たちに宿って、一人ひとりの生命場のエネルギーになると考えてもよいだろう。

その内なる生命場のエネルギー（すなわち生命）がなんらかの原因で下降するとき、これを改善すべく、その生命場に本来的に備わっている能力が〝自然治癒力（Vis medicatrix naturae）〟であり、生命と自然治癒力とを統合したものが〝生命力（vital force）〟であると、いまのところは考えている。

つまり調身・調息・調心の三要によって、内なる生命場のダイナミズムを高めようとするのが気功、その一つが太極拳と考えてもよいだろう。さらに太極拳ではこの三要を敷衍《ふえん》させて、〝体悟《たいご》〟と〝心《しん》悟《ご》〟ということを言う。それを次ぎに説明しよう。

（二）体悟《たいご》、心悟《しんご》、そして太極態《たいきょくたい》

太極拳が形成される長い歴史のなかで、多くの武術家たちは生命をかけて戦い、双方が対決し、絶体絶命で活路のない境地で何度も「危に臨み、変に応じて」適切に対処し、持てるすべての戦略を使い果たす。こうして戦いのなかで、命がけで得たものが、そのまま心身の感覚として記憶される。これこそ体悟と心悟というものにほかならない。

〝体悟〟とは自分で身体の感覚として覚え、身につけるものである。もちろん形だけではなく、内なる生命物のダイナミズムも含めての話である。

また、長年にわたり自分の意識を鍛《きた》え、心の感覚として覚えたものが〝心悟〟。これを武術の諺として表現すると、〝功夫上身《こうふじょうしん》（腕が上がる技法が身につく）〟つまり、この体悟と心悟を積み重ねながら、技法が生まれてきたのではないだろうか。

ここに武術としての太極拳の面目躍如たるものがある。体悟と心悟によって身心のバランスがとれてダイナミズムあふれる状態を手にしたとき、これを〝太極態《たいきょくたい》〟と言う。

太極態に到達したあかつきには、いかなる外部の攻撃に出会おうと、これを自然にかわすことができるようになる。この太極態こそ、精神と身体が統合された、太極拳の目指す境地なのである。

こうして調身、調息、調心から体悟、心悟を経て太極態へと向かう流れを観てみると、そこにはまぎれもなく、ランダムから秩序へという流れを感じ取ることができるのである。つまり、太極拳とは秩序性・整序性の高い身心を手にするための方法であると言ってもよいだろう。

八　太極拳の意味とは——自己組織化・エントロピー・自然治癒力

（一）自己組織化力とエントロピーの排泄

自然が秩序からランダムに向かう大原則は〝エントロピー増大の法則〟といわれている。エントロピーというのは、ランダムを表わす指標で、この法則は、もともと熱力学の研究から明らかにされたので〝熱力学第二法則〟と呼ばれている。以下『自己組織化力』（石田太郎、幻冬舎ルネッサンス、二〇一〇年）から引用する。

「この法則自体は、現代物理学が絶対的な真理として認めているのはこの法則だけ、といわれるくらい真理なのだが、厳密には外部から閉ざされた系で、かつ、系を構成する要素が相互作用しない理想系の場合について述べている。生命や雪の結晶は閉ざされた系での話ではないので、この法則に従う必要はないのである。

要素が互いに相互作用しあう系では、要素間の力（つまり内部エネルギー）とエントロピーとの兼ね合いで、系の状態が決まる。内部エネルギーが勝てば秩序、エントロピーが勝てばランダムとなる。一方、さまざまなミトコンドリアのような小器官を内蔵している細胞や、美しい雪の結晶のように、ほかからの制御なしに、自分自身で組織や構造を作り出すことを〝自己組織化（Self-organization）〟といっている。〝自己組織化現象〟とは、ランダムになろうとする力に、秩序化しようとする力が打ち勝つ現象であって、内部エネルギーが勝った状態だともいえる」

こうしてみると秩序性を高めるためには、自己組織化をより高めるか、エントロピーを減少させるか、どちらかを図ればよいということになる。家計簿にたとえれば、健全財政のために収入を増やそうとするのが自己組織化であり、支出を減らそうとするのがエントロピーの増大を防ぐことということになろうか。

昔から言われていることだが、生命を維持するために私たちの体内では日夜、さまざまな反応がおこなわれている。そして、その反応を推進するためのエネルギーは太陽に発して、植物の光合成《こうごうせい》を経て体内にもたらされる。そして体内でそれぞれの反応に即したエネルギーに変換される。

そのエネルギーの変換のたびにエントロピーが発生する。そのまま体内でエントロピーが増えつづければどうなるだろうか。無秩序化（ランダム）が進んで、健康が害されていくことになる。ところが実際にはそのようなことはなく、私たちは日々溌剌として朝を迎えている。なぜだろうか。

次々と発生してくるエントロピーを次々と体外に捨てることによって、体内でのエントロピーの増大を防いでいるというのが、その解答である。オーストリアのノーベル賞物理学者エルヴィン・シュレーデンガー（一八八七―一九六一）が初めて言い、いまでは定説になっているという（槌《つち》田《だ》敦《あつし》・帯津良一、

『気とエントロピー』、ほたる出版、一九九九年）。

その捨て方であるが、熱や物にエントロピーをくっつけて廃熱・廃物の形で捨てているという。つまり、汗、涙、呼気、小便、大便などの形で捨てているのである。呼気に重点を置いた呼吸法は、じつはエントロピーの増大を防ぐ方法論であったのである。

それを言うならば、中医学はすべてエントロピーの増大を防ぐことによって健康を維持する医学であるということができる。たとえば中薬（漢方薬）について言えば、附子《ぶし》、乾姜《かんきょう》、蜀椒《しょくしょう》などの散寒剤《さんかんざい》で廃熱に用いる熱を体内にもたらし、人参《にんじん》、黄耆《おうぎ》、当帰《とうき》などの補剤《ほざい》で廃物のための物をもたらし、かつ体内のあちこちで発生したエントロピーをかきあつめてそれぞれの出口まで運ぶためには好循環を維持することが要求される。そこで陳皮《ちんぴ》、香附子《こうぶし》、木香《もっこう》など理気剤《りきざい》、川芎《せんきゅう》、赤芍《せきしゃく》、紅花《こうか》などの活血化《かっけつけ》瘀剤《おざい》が必要となる。

港ともいえる出口まで来ると、かきあつめたエントロピーを円滑に出港させるために、麻黄《まおう》、桂枝《けいし》、生姜《しょうきょう》などの発汗剤《はっかんざい》が、そして、大黄《だいおう》、芒硝《ぼうしょう》、芦薈《ろかい》などの瀉剤《しゃざい》が必要になる。

こうしてみてくると、中医学はエントロピー排泄《はいせつ》の医学ということができる。一方、西洋医学は必要にして十分なエネルギーを手に入れて、さまざまな反応が円滑におこなわれることを図る医学である。つまり生命現象のうちのエントロピー問題を扱うのが中医学なら、エネルギー問題を扱うのが西洋医学であるということになり、ここに中西医結合《ちゅうせいいけつごう》の意義があると唱えたのは、もう二〇年以上も前のことである。

ここで気功（太極拳）の三要に戻ろう。まずは調身。身をととのえるとはあらましき身体の状況を作るということであるから、これは内部エネルギーを高めて自己組織化を図るということにほかならない。「上実下虚《じょうじつかきょ》」の状態を思い起こしていただきたい。とりあえずは流行性感冒の状態である。頭痛にほてり、肩がこり、下半身は寒気がして力が抜けたような状態である。次いで「上虚下実《じょうきょかじつ》」の状態を思い起こしていただきたい。

どちらがあらまほしき、秩序性の高い状態かは一目瞭然である。つまり、調身とは身をととのえることによって内部エネルギーを高め自己組織化を図る方法ということになる。

次は調息。「呼主吸従」の呼吸法は前述したように、エントロピー排泄の主役と言ってよいだろう。なぜかというと、発汗や大・小便はいつまでも続けるわけにはいかないが、呼吸は無意識に常におこなわれているうえに、意識的におこなう調息も、休息をはさみながらであれば、かなりの長時間続けられるからである。

そして最後の調心。心をととのえるとは、これまた雑念を払った心のあらまほしき状態を作るということで、自己組織化現象ということになる。このように調身・調息・調心はすべて、あらまほしき状態、つまり秩序性の高い状態を作ることを目的としているが、強いて分類すれば、調身・調心は自己組織化を図ることで、調息はエントロピーを捨てることで、高い秩序性に貢献していると言ってよいだろう。

さらに太極拳は武術としての体悟、心悟を経て、最高の秩序性とも言える太極態を手にするわけだから、自己組織化にしてもエントロピーの排泄にしても、これ以上ないフル回転が望まれることになる。

（二）場の自然治癒力

生命場の秩序性の向上を図るということは生命力の向上を図ることである。ということは、生命エネルギーも自然治癒力も高めることにほかならない。

自然治癒力とはラテン語で Vis medicatrix naturae という。なんとも美しい言葉ではないか。ラテン語であるからにはローマ、ローマといえば名医ガレノス（Galēnos。一二九頃—一九九）ということになるが、言葉はともかく、概念としては古代ギリシャの医聖ヒポクラテス（Hippokratēs。前四六〇頃—前三七五頃）に溯る。

それまでのシャーマンの域から脱して、初めて経験医学の世界を開いたヒポクラテスが、病を癒す原動力として「内なる自然（nature）」を想定したのが自然治癒力の始まりとしてまちがいないだろう。それほど古い時代から西洋医学の発展とともに歴史を紡いで来た自然治癒力であるが、いまだに正体が掴めてはいない。正体どころか、その手がかりすら掴めていないのである。医学の進歩も科学の進歩も歯牙《しが》にもかけないほどの途方もない大きな存在なのにちがいない。

そこで自由に考えてみることにした。まずはそのありかである。内なる生命場のエネルギーが低下したとき、これを回復すべく、生命場に本来的に備わった能力であると考えた。ところが内なる生命場は環境の生命場の一部である。だから環境の場のなかにも自然治癒力はある。家庭にも学校にも職場にも、そして地域社会にも地球にも自然治癒力は存在するのである。

自然治癒力は人間の独占物でも、まして生物の特性でもなかったのである。いやしくも場が在れば、そこにはかならず自然治癒力が存在するのである。これでありかは突き止めた。あとはその正体である。

これまた、いやしくも場のなかで最もエネルギーの高い場はどこに？　それは「浄土」であろう。浄土とは本願《ほんがん》の場であると本多弘之《ほんだひろゆき》（親鸞仏教《しんらんぶっきょう》センター所長）さんはいう。本願とは一切の衆生を救おうとする阿弥陀仏《あみだぶつ》の願いである。

そうか、自然治癒力とは阿弥陀さんの本願のことであったのだ。いくら探してもわからないはずである。科学がこれを証明するなんてことは当分の間は無理だろう。

一方、人間の本性はかなしみである。生きとし生ける者、すべてかなしみを抱いて生きている。そのかなしみに他者を癒す力があると言ったのは藤原新也《ふじわらしんや》さんであるが、私も同感である。とすると、自然治癒力とはかなしみであったのである。

片や阿弥陀さんの本願、片や生きとし生ける者が胸に抱いているかなしみ。片や「他力」にして片や「自力」。一見異なるように見えるが、これはじつは同じものなのかもしれない。

いずれにしても自然治癒力は病を予防し、病を克服する原動力である。調身・調息・調心によって自然治癒力が高まった上に、体悟と心悟によって生命場のダイナミズムが高揚するところに太極拳の醍醐味《だいごみ》があるのである。

さらに美しい地球を取り戻すべく地球の自然治癒力の回復をこころざすならば、終りなき道とはいえ、太極態も高嶺《たかね》の花ではなくなってくる。太極拳の最大の魅力はここにある。

九　身法——その1（身体）

（一）身法《しんぽう》とは

太極拳をおこなうとき、身体の状態を作る方法を「身法」と言う。各流派に共通する身法もあれば、その流派独特の身法もある。

身法の目指すところは全身の動作の統合《とうごう》である。手と足の統合、肘と膝の統合、肩と股の統合、四肢の統合、四肢と胴体の統合、さらに内と外、上と下、意識と気、気と力などの統合をはかるのである。

統合とは積分《せきぶん》すること。つまり双方を一度解体して、集めなおしてまったく新しい動作を生み出すことである。だから、まず自分の身体の内外に無極《むきょく》の状態を作り出すことである。

太極とは無極より生ずると言うではないか。『朱子太極図説解《しゅしたいきょくずせつかい》』には「万物は統体にして一太極なり、分けて之を言えば、一物ごとに各々一太極を具えるなり」と記されているが、太極とは、広義には太初《たいしょ》のこと、すなわち宇宙がいまだ陰と陽にわかれる前の混沌《こんとん》とした状態（両極が分かれていない無極の状態）を指す。しかし狭義には、太初の次の状態、すなわち混沌とした状態の中に運動の機《き》が生まれ、いまにも陰と陽に分かれようとする気配を生じてはいるが、まだ動きだしていない状態をいう。いずれにしても、それ以前の状態を相対的に無極という。「太極とは無極より生ずるもので、動と静の機であり、陰と陽の母である」という王宗岳の『太極拳論《たいきょくけんろん》』のなかの名句がこのことをよく表している。

太極は動いて陽を生じ、静まって陰を生じた。陽の気は集まって天の気となり、陰の気は集まって地の気となり、天地二つの気の配合によって万物が生まれたと言われている。

太極拳の身法を訓練するにあたっての指針は、

頭頂太極　頭上に太極を戴き

懐揣八卦　八卦を懐に抱き

脚踏五行　足は五行を踏まえる

と言われている。

八卦とは周易で陰陽の爻《こう》を組み合わせた八つの形象。「—」なる陽爻《ようこう》と「- -」なる陰爻《いんこう》を三つ重ねると、乾《けん》（☰）、坤《こん》（☷）、震《しん》（☳）、巽《そん》（☴）、坎《かん》（☵）、離《り》（☲）、艮《ごん》（☶）、兌《だ》（☱）の八卦となる。

「周易とは三易の一つ、中国古代、伏羲《ふっき》氏の画した卦《か・け》について周の文王がその総説をなして卦辞《かじ》といい、周公がこれの六爻《りくこう》について細説して爻辞《こうじ》といい、孔子がこれに深奥な原理を付して十翼《じゅうよく》を作ったとされる。

実際は古代の占術を儒家がとり入れて経書としたもの。その理論は、陰・陽二元をもって天地間の万象を説明する。

陰・陽は老陽《ろうよう》（夏）・少陽《しょうよう》（春）・少陰《しょういん》（秋）・老陰《ろういん》（冬）の四象《ししょう》となり、さらに乾・兌・離・震・巽・坎・艮・坤の八卦となり、八卦を互いに相重ねて六四卦を生ずるとなし、これを自然現象・家族関係・方位・徳目などに当て、哲学上・倫理上・政治上の説明・解釈を加えたもの。周代に大成されたから周易という。今日の易学はこれを祖述したもの。易経」（『広辞苑』）

この八卦と太極拳の身法との関係については『中国文化故事物語』（王矛・王敏、原書房、一九九〇年）から引用する。

「東漢の魏伯陽《ぎはくよう》の『周易参同契《しゅうえきさんどうかい》』（中国の錬丹術のテキスト。儒と道の哲学によって仏道を権威付けようとするもの）から、中国の学者は一つの発見をした。「周易の爻《こう》の形を借りて煉丹を論議する」と言われていたこの本の基本的内容は、人類自身のある秘密を追求したものであり、人体内の気の運行する軌道の記録が載っているというのである。

現代の述語で言うところの生命場エネルギーにあたるだろう。いわゆる「丹づくり」とは、中国神話の太上老君《たいじょうろうくん》の「八卦炉」のなかに出てくる不老不死の金丹のことではない。一定の特殊な鍛錬をうけて、人体内部のエネルギーの発生や変化の運行軌道を観察掌握できることをいうのである。『周易参同契』は、一つの場の存在を明確に提示しているのである。天理を推測し人事を明らかにする「周易」は、その独特な言語記号で、人体内部のエネルギー運行の周期的なリズムと、日月星辰《じつげつせいしん》の運行と四季昼夜の循環の関係をつなぐ役割を果たしたのである。

上古時代の奇妙な記号は、すでに数千年前に「統一場《とういつば》」の存在に感づいていたのである。いったい、これは驚くべき奇蹟なのか？　それとも人類史上の長期にわたる巨大な盲点なのだろうか」

なんと八卦とは私たちの内なる生命場と時空を超えて広がる虚空の大いなる場とをつなぐ「統一場」の理論だったのである。

五行《ごぎょう》とはご承知のように、木・火・土・金・水の五つの物質（元素）の運動をいう。五行学説は、古代の人々が日常の生活や生産活動の上で、これら五つの物質（元素）が不可欠なものであるとする認識から出発している。

その後、その意味が次第に拡大転用されるにつれて、世界のすべての存在、事物は基本物質である五行の運動変化から生成されるものと認識されるようになり、一つの哲学理論として形成されるに至ったのはご承知の通りである。

そして五行学説は二つの面で捉えることができる。その一つは、世界が五つの基本物質で構成されているという見方であり、もう一つはいかなる事物も他と切り離されて孤立して静止して存在するのではなく、絶えず相互の働きかけによる運動変化の中で協調平衡関係を生み出しながら存在しているとする見方である。つまり、唯物観《ゆいぶつかん》と弁証法《べんしょうほう》である。

要するに身法の訓練とは、無極から太極へと向かう気配に満ちた場のなかで、八卦理論に従い、五行理論を踏まえながら、ダイナミズム（躍動する生命力）を高めていくことにほかならないのである。

（二）身体内面において要求されること

太極拳を練功する上で、武禹襄《ぶうじょう》の『太極拳理論要解《たいきょくけんりろんようかい》』にある「先在心《せんざいしん》　後在身《こうざいしん》」（まずは心にあり、次いで身体にあり）こそ原則中の原則である。つまり意識が動作を導いていくのである。

極意は「内なる精神のはたらきにあり」で、独特の意識の持ち方や精神の作用、それに伴う呼吸法などを学んでこそ、太極拳の三要素ともいえる「意《い》」の活用と、そこから導き出される「気《き》」、さらには「勁《けい》」の鍛錬が可能になるのである。そして、このような鍛錬は、机上の理論を学んでもできるものではなく、ひたすらの実践を通じて発揮できるものであることは言うまでもない。

たとえば、一つの拳架《けんか》（技）と次なる拳架を繋げる場合、まず心の中で第一の拳架をイメージして、身体がその技を完成するとき、心はもう次の拳架をイメージしているのである。

ここで内面において要求される事項についての常用句を紹介したい。

①以心行意《いしんこうい》、②以意導気《いいどうき》、③以気運身《いきうんしん》

①心をもって意思をめぐらす。この場合、心とは内なる生命場の動き（波動）が脳細胞を通して外部に表現されたものであるから、狭義の心は生命場の波動、意思はその結果であるところの脳細胞以降を現わすと考えればよい。

②続いて、意思によって生命の根源物質である〝気〟を体内に導く。
③さらに、その気を円滑にめぐらせることによって、身体を正しく動かすことができるのである。

陰陽相済《いんようそうさい》

陰陽が共にあって、かつ両者があいまって働ける状態。王宗岳の『太極拳論』に「陰は陽を離れず、陽も陰を離れず、陰と陽が相済してこそ懂勁《とうけい》と言える」とある。因みに懂勁とは太極拳の本来の身心の使い方がわかる状態。

さまざまな性質の陰陽を表したのが次表である。

分類	陽	陰
空間	天	地
時間	昼	夜
季節	春、夏	秋、冬
性別	男	女
温度	熱	寒
重量	軽	重
明るさ	明るい	暗い
事物の運動状態	上昇　外向　明らかな運動	下降　内向　相対的な静止
人体部位	表　背　上部	裏　腹　下部
組織構造	皮毛　六腑　気　衛	筋骨　五臓　血　営
機能活動状態	興奮　亢進	抑制　衰退

虚実分明《きょじつふんめい》

虚と実をはっきり分けるということで、「虚実を分けることによってはじめて拳理を明らめることができる」（虚実不分《きょじつふぶん》　拳理不明《けんりふめい》）と言われるくらい、太極拳の格言のなかでもとりわけ重要なものである。

武禹襄の『十三勢説略《じゅうさんせいせつりゃく》』には、「まずは自身の身体の情況によってどの部分が実で、どの部分が虚であるかをはっきりと意識していなければならない」（虚実宜分清楚、一処自有一処虚実、処処総有此一虚実）と記されている。

また『太極拳論・五字訣《ごじけつ》』には「虚といっても全くの無力ではなく、実といっても全身の力をすべて一ヶ処に架《か》けているわけではない」（虚非全然無力、実非全然占煞）と記載されているし、『十三勢行功要解《こうこうようかい》』には「虚実の変転に留意すべし」（変転虚実須留意）とあるように、虚実は決して固定静止したものではなく、常に躍動しているのである。つまり虚実はダイナミズムのなかにあることを忘れてはならない。

剛柔相済《ごうじゅうそうさい》

剛柔相済は太極拳にとって根本的な指導原理である。なぜかと言えば、まず太極図《たいきょくず》（**図1**）をご覧ください。白と黒の二匹の魚が円形状に合体している図である。この白魚は陽魚、黒魚は陰魚である。そして陽魚の黒目は陰の極め、陰魚の白目は陽の極めである。

すなわち二匹の魚の目に当たる白い点と黒い点は、陰の中に陽があり、陽の中に陰があるという陰陽混合の状態を示している。つまり太極図においては、どの方位と断面を見ても陰と陽が共存している。剛と柔もこの太極図の陰陽原理と同様である。バランスという面で見れば、一方では剛（陽）がだんだん増え、柔（陰）がだんだん減る。他方では剛（陽）

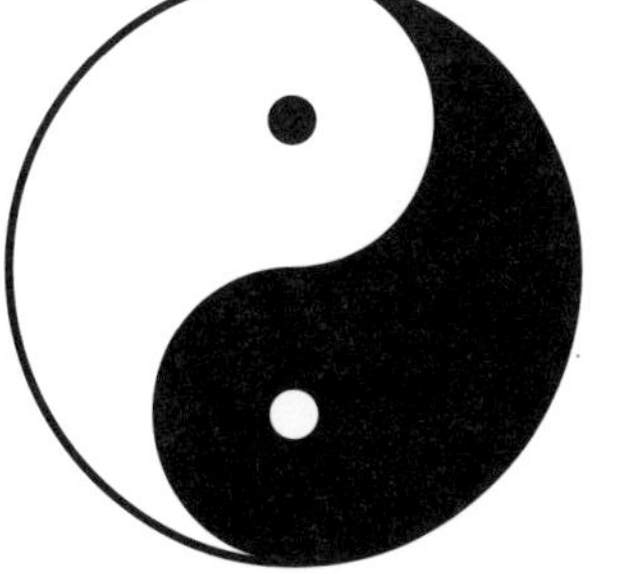

図1　太極図

がだんだん減り、柔（陰）がだんだん増える。整体的に見るならば、剛と柔の比率がいつも均等である。一方が増加または減少した分、他方が減少または増加する。その剛柔の比率は常に総量が一定で、これを、じつは「相済《そうさい》」というのである。

王宗岳の『太極拳論』には「人が剛、我が柔」（人剛《じんごう》我《が》柔《じゅう》）という概念があるが、武術の世界で最も誤解されやすいのが剛と柔である。普通は剛といえば力強い、堅い、勢いのある挑発的な攻撃で、挑戦的な意識と動作であると考えられている。逆に柔は軟弱、無力、消極的で防衛的な意識と動作であると思われている。これは単なる文字の表面的な理解にすぎない。

太極拳でいう剛と柔は、陰と陽のように、両方の共同存在をなすものであり、絶対的な意味での強さと弱さのことではない。意識の指導下における柔は強さがあり、敏活で方向や強弱が随意に変化できる。一方、剛はいわゆる「無《む》堅《けん》不《ふ》摧《さい》」（いくら堅くても、潰せないものはない）の破壊力、貫通力がある。

太極拳においては「至《し》柔《じゅう》成《せい》剛《ごう》」の柔は訓練時の「意をもって動作を導き不要な力を使わない」（用意不用力）という言葉が重視されている。

たとえば、「柔化剛発《じゅうかごうはつ》」の柔は、相手の力を受けた肢体の一部を、これに対抗しない状態と理解すればよいだろう。身体を徹底的にゆるめることだ。ただし、その部位の剛柔比率から見ると柔を呈しているが、他の部位が剛を呈しているので、全体の剛柔比率は均等になる。

つまり柔化剛発の「柔化」だけを同一時刻における身体を見ても、同じく剛と柔が併存している「剛柔相済」の状態を完成しているのである。

剛柔相済とは、気の強さ柔かさが相まって、太極拳のよい効果が得られるということである。楊家太極拳の三代目、楊澄甫《ようちょうほ》氏は『太極拳十要《じゅうよう》』のなかに「柔軟きわまれば、剛になる。しかるあとによく堅剛をきわめることができるのだ。太極拳によく熟達せる人の腕はあたかも綿が中に鉄を包むようになって、きわめて重いものになる」（極柔軟、然後能極堅剛、太極功夫純熟之人、臂膊如棉裹鉄、分量極沉）と記している。その腕は剛柔自在で、意によって腕を鉄棒にすることもできれば、軟らかい綿の固まりにすることもできるのである。要するに意と気が外に現われるときには剛となり、意が静まり気が収まって柔軟となるのである。

虚霊《きょれい》不昧《ふまい》

儒家に「虚霊不昧」という言葉がある。人間の意識と五官（眼・耳・鼻・舌・身）、つまり六識は外界からの刺激によっていささかも乱されない泰然自若の心境になれるという意味である。心の相は虚であっても、その働きは霊妙となり、心の外に理なく、心の外に事なしという境地を言う。

宋代の詩人の蘇東坡《そとうば》に「八風吹不動、端坐紫金蓮」という詩がある。その意味は、修行を妨げる八種の風を言う。利（うるおい）、衰（おとろえ）、毀（やぶれ）、誉（ほまれ）、称（たたえ）、譏（そしり）、苦（くるしみ）、楽（たのしみ）、この八つの風も吾を吹き動かすことができない。吾は紫金色の蒲団の上で坐禅三昧。つまり、自分はどのような外界からの刺激によっても動ずることなく、一心に修行を重ねることができるということである。

内方外円《ないほうがいえん》

戦国時代の鄒孟軻《しゅもうか》の『孟子《もうし》』離婁《りろう》上に「規と矩《く》がなかったら方円は成らない」（不以規矩、不成方円）とある。コンパスと定規があって初めて「円」と「方」という二つのデザインが描き出せるのである。因みに規と矩はそのための大工道具である。

楊家太極拳秘伝の『太極正功解』には、太極拳は円である。内外、上下、左右ともに円を離れない。太極拳は四角である。内外、上下、左右ともに四角を離れない。円は出入、四角は進退、四角にしたがい円につくことが往来である。四角は外に向かって開き、円は内に向かってまとまる。方円は規矩（規はコンパス、矩は物さし）の究極。方円がわからないと太極拳にならない、とある。

動中求静《どうちゅうきゅうせい》

動を以って形を養う（動以養形）。

動作の中に、意識の集中によって静かな境地を求めること。まずは精神を安定させて、意念の集中によって姿勢（動作の変化）をコントロールする。これによって、体内の気に微妙な変化が現われ、気血の流れを促進し、心身を活性化することができる。

実際には、動と静の間に境界はない。動と静について、これを意識しないほどの悟りの心境になるならば、最も高い境地に達したと言えよう。

静中求動《せいちゅうきゅうどう》

静を以って気を養う（静以養気）。

外面的には静かな姿勢を保ちながら、身体内部の気を躍動させることである。

動だからといってその中に静がないのではなく、静だからといってその中に動がないのではない。

動中に静を求め、静中に動を求めることが太極拳の原則である。

動静相合《どうせいそうごう》

太極拳の運動には「主動《しゅどう》」、「主静《しゅせい》」、「動静相合」の三種がある。動きのなかで静の意識を重視して、動と静が相伴うことによって生まれる状態を動静相合という。

太極拳の技法においては、常に、動の中に静を求め、静の中に動を求めることによって、静の極まりに動が生まれ、動の極まりに静が生まれるという状態を求め、「主動」、「主静」、「動静相合」の三種の運動状態を生み出すことが重要であろう。

気沈丹田《きちんたんでん》

人体の五臓六腑、筋、骨、経穴、気血などを総称して「人体の内景《ないけい》」といい、丹田《たんでん》とは、この「人体の内景」の気の根源にして、人体の精《せい》・気《き》・神《しん》・血《けつ》・津液《しんえき》の拠《よ》り所、いわば生命の根源と言うことができる。

太極拳においては、常に真気を丹田《たんでん》に収めることが重要で、これを気沈丹田と言う。

丹田には上丹田《じょうたんでん》（眉間の印堂《いんどう》）、中丹田《ちゅうたんでん》（胸の真ん中の膻中《だんちゅう》）、下丹田《かたんでん》（臍《へそ》の下の気海《きかい》）の三種があるが、特に下丹田に意識を集中することを気沈丹田といい、これを太極拳の熟語で「入榫《にゅうしゅん》」と呼ぶ。「入榫」とは建築物の柱が基盤部のパーツとよく噛み合っている状態で、この状態にして初めて中正にして中定を得ることになる。

神宜内斂《しんぎないれん》

武禹襄の『十三勢説略』に「気は鼓蕩すべし、神は内斂《ないれん》すべし」とあるように、外には闘志を燃やし、内には神（意・気・力）を集中させるという意味で、この二つの共存こそ太極拳の身法と技法の完成に重要な意味をもつ。

上如行雲《こううん》、下如流水《りゅうすい》

上は雲が行くように、下は水が流れるようにの意。

『黄帝内経《こうていだいけい》』六微旨大論に「気の昇降は天地の相互作用である。〈昇〉が終って降りるのは天の作用、〈降〉が終って昇るのは地の作用。天の気は下降して地に流れ、地の気は上昇して天に至る。故に上下は相互に招き、昇降は相互の因果となる」

太極拳においては頭頂部の百会を天、足裏の湧泉を地と考え、両者の気の交わるところ（気交）が天枢である。

そして、天地の間に存在する万物の生長・変化の営みも天地の気交に従うのである。

内外合一《ないがいごういつ》

太極拳の有名な言葉に「心を以って意念を動かし、意念を以って気を導き、気を以って身体を運ぶ」（以心行意、以意導気、以気運身）とあるように、心と意を合わせ、意と気を合わせ、気と身（力）を合わせることを「内三合《ないさんごう》」といい、肩と胯《また》を合わせ、肘と膝を合わせ、手と足を合わせることを「外三合《がいさんごう》」という。そして「内三合」と「外三合」とを合わせることを「内外相合《ないがいそうごう》」とも「内外合一」とも呼ぶ。

意気相合《いきそうごう》

意すなわち意念と気は相互に依存し、相互に促進し合うという意。

中医学でも、意念が気を領《ひきい》るといい、意念が起これば、気があり、気があれば、血が巡り、血が巡れば、全身の力が出るという。

形意相合《けいいそうごう》

形をととのえることによって、意識の集中をはかる。そのためには放松功《ほうしょうこう》*のように、頭、首、肩……というように上から下へ、仮想の線にしたがって力を抜いて行く。あるいは「外三合」によって肩と胯、肘と膝、手と足を合わせるのもよい。

さらに、虚空の大いなるいのちの場に身を任せてしまうのもよいだろう。

＊放松功……上海気功研究所の前身である、上海気功療養所で生まれた代表的な静功。古代の気功のなかの委身法《いしんほう》の流れをくむもので、心身を充分にリラックスさせることを目的とする功法。

練養相合《れんようそうごう》

「練」とは調身、調息、調心によって、姿勢をととのえ、呼吸をととのえ、雑念を除く一連の訓練の流れを言う。「養」とは練功の結果、身心の緊張がとれ、呼吸がおだやかになり、意識を深く集中できる状態を言う。

しかし「練」の結果として「養」があるのではなく、「練」と「養」とが相互に影響し合いながらレベルを上げていくことを言う。

（付）点とは何か？

太極拳の身法における「点」は身体の平衡を調整し、またそれを支える重要な点であるが、これに意識上の点と、実際の点がある。

実践によって身体のバランスが前後、左右、上下、遠近の位置に移動し変化するときに足場を定めるものである。足場を定める点は、具体的に、自らの力の方向、速度、軽重などさまざまな要素を含む。

四種類の点

①　平常時に身法のバランスの基準となる基本点。

②　戦闘時に必要となる自身のバランスを整える点。

③　意識上の仮想の点（空点）。

④　意識上、点から方に、方から円に変化する。

たとえば、梃子《てこ》の原理では支点があれば大きなものも小さな力で動かすことができる。この支点を見つけることが大切である。

具体的な一例、左弓《ひだりきゅう》歩《ほ》の場合。

自然立ちから、まず重心を右側に移し、鼻尖―右膝―右第一趾を一直線にする（三尖相照《さんせんそうじょう》）。次いで左足を前に出して、重心を移し、鼻先―左膝―左第一趾を一直線にして「三尖相照」。

前になった左足から肩幅だけ右側にある右肘尖部の「少海《しょうかい》」（手の少陰心経）のツボから真っ直ぐに地面に下ろした点が「前意識点」。左臀《でん》部の外側にある「環跳《かんちょう》」（足の少陽胆経）のツボから下方に延長し地面に下ろした点が「後意識点」。

右第一趾（実点）、前意識点（虚点）、左第一趾（実点）、後意識点（虚点）の四つの点を結ぶと四角形になり、四角形の四つの辺を弧線にすれば円に

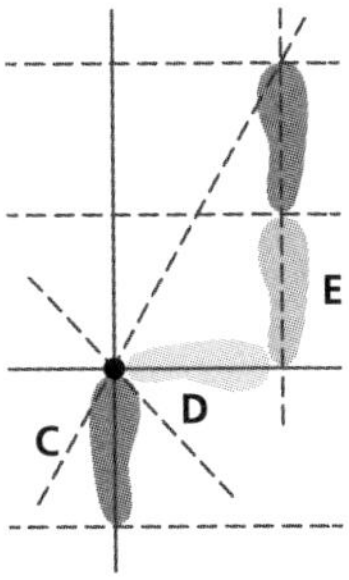

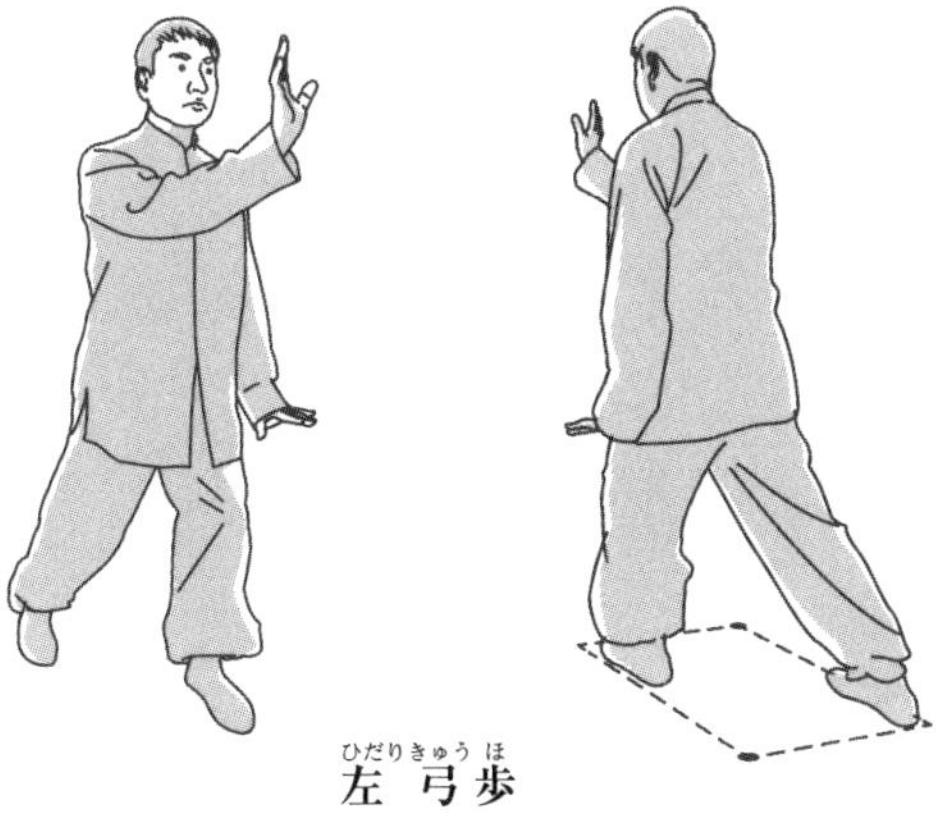

左《ひだり》弓《きゅう》歩《ほ》

なる。（図2）

（三）身体外面において要求されること

太極拳が身体の動きである以上、姿勢定位ということが重要であることは言うまでもない。

　昔の人は、身体の感覚能力、心の感知能力、そして形体を記憶する力が現代人よりすぐれていたにちがいない。かつて武術の伝授法は初め、入門して三年間は「站椿功《たんとうこう》」（杭《くい》のように立つ）だけを繰り返し、雑業の仕事だけをおこない、師は何ひとつ技法を教えてくれなかったという。教えない代わりに、技は「偸芸」（盗んで学び取れ）とされたが、弟子は「偸」（盗む）だけでなく、それを心して丹念に練り上げ自分のものにしていったのである。

　とくに太極拳は外から見える部分だけの「技法」ではないので、その動きのなかにひそむ繊細で微妙なものは、ただ見たり聞いたりしただけではなかなか盗めないものである。やはり、身体の感覚能力、心の感知能力、そして形体の記憶力が重要となってくる。つまり汗を流して、技を磨くしかないのである。

　現代人は情報技術の高度の発展によって、情報を得ることが速く簡単な時代のなかで暮らしている。そのため、本来の動物的な本能は次第に鈍感になり、情報機器への依存が急速に進んでいる。こうな

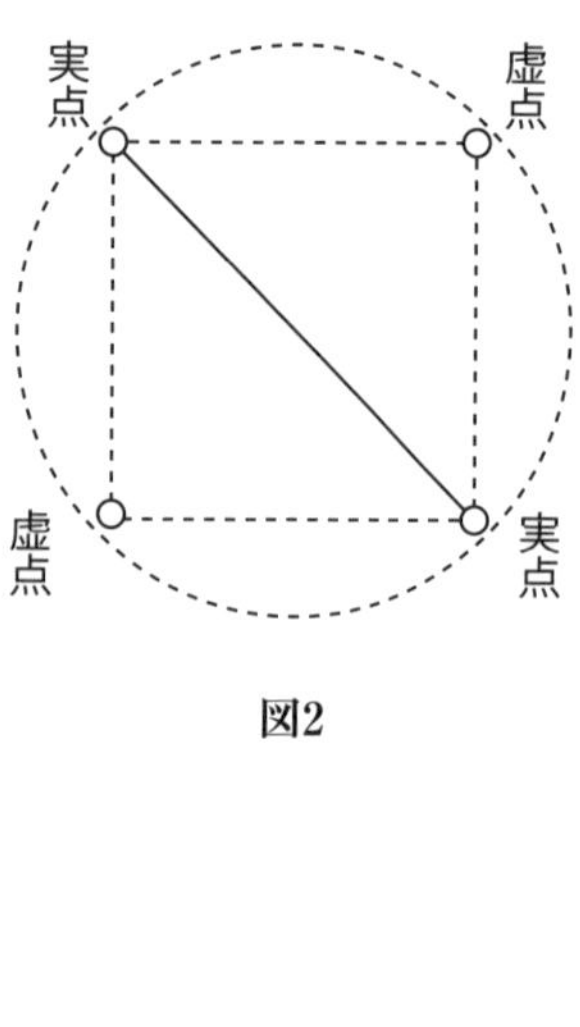

図2

ると、内にひそめられた繊細で微妙なものを体感することは難しくなり、先人の教えや理論も、その一端しか受け継ぐことができなくなってしまった。

太極拳の身法の一体性については「一ヶ所動けば全身動かないところはなく、一ヶ所静止すれば全身静止せぬところはない」（一動無有不動、一静無有不静）という名句がある。つまり、ある技法を完成するためには、身体の各部分がそれぞれの起点から出発するときは、動作の方向、角度、曲線、弧線、距離の長短、力の大小、速度などはさまざまに異なりながらも、やがて同調的な動き、等速度的な動きになって、上下同時にそれぞれの終点に到着しなければならない。

太極拳の「勁《けい》」（力プラス気）の根本はまず足下に生じ、腰に至り、手指に至って発現する。しかもこれは一気に完成しなければならない。

たとえば一本の鞭《むち》。昔は武器として使用されていたが、鞭の威力は「鞭梢力《べんしょうりょく》」と呼ばれている。腰背部から発した勁力は柄を握った手を通して鞭の先端に至り鞭梢力を生む。

太極拳においても、人体を鞭のようなものととらえて、手足を鞭梢のように想像して、全体として鞭のような動きをするところに特徴がある。

ここで、武禹襄の『身法八要《しんぽうはちよう》』にある「涵胸《かんきょう》、抜背《ばっぱい》、裹襠《かとう》、護肫《ごじゅん》、提頂《ていちょう》、吊襠《ちょうとう》、松肩《しょうけん》、沉肘《ちんちゅう》」の八つの身法について紹介しよう。

①涵胸《かんきょう》

意識を胸部の両側のツボ「乳中」から「下丹田」に落として、胸を緩めること。

涵という字の意味は物事を包容できるように空間をつくる、余裕をもつ、伸び伸びと開くということで、たとえば「包涵《ほうかん》」といえば「許す、寛大にする」の意味で、「涵養《かんよう》」とは修養を積んで徳性を高めること。また「海涵《かいかん》」は度量の大きいことをいう。

これはまた老子の『道徳経《どうとくきょう》』にある「虚心実腹《きょしんじっぷく》」に通ずるもので、その意味は「心を虚にして道理を受け入れ、腹を充実させて邪心を除く」ということである。

②抜背《ばっぱい》
脊椎をゆるめ真っ直ぐにした状態をいう。

③裏襠《かとう》
「裏」とは包む、まとう、止めるの意。「襠」とは会陰《えいん》（生殖器と肛門の間のツボ）の意、つまり「裏襠」とは会陰を包み込むという意である。

④護肫《ごじゅん》
「肫」は「鳥の胃袋、砂袋」のこと。つまり「中丹田」「鳩尾《みぞおち》」を守るようにすること。

⑤提頂《ていちょう》
意識を尾骶骨《びていこつ》にある「長強《ちょうきょう》」のツボから頭頂部のツボ「百会《ひゃくえ》」に移し、百会が上から糸で吊られている感じ。

⑥吊襠《ちょうとう》
会陰を丹田に向かって絞り上げること。
「提頂吊襠」とはすなわち「立身中正《りっしんちゅうせい》」のこと。

「立身」とは身体をまっすぐに立てること。「中正」とはどこにも偏《かたよ》りがなく、過不足のない状態。

「立身中正」とは「百会」から「長強」に至る無形の線を意識でまっすぐにすることである。

⑦松肩《しょうけん》

両肩にあるツボ「肩井《けんせい》」を足裏のツボ「湧泉《ゆうせん》」に向けて落とし、肩をゆるめること。

⑧沈肘《ちんちゅう》

肘の「曲池」のツボを内側にある「少海」のツボに向かってまわすこと。

一〇 身法——その2（一字解）

太極拳では「鬆《しょう》、寛《かん》、軽《けい》、霊《れい》、緩《かん》、慢《まん》、穏《おん》、匀《きん》、円《えん》、合《ごう》、徳《とく》、恕《じょ》、空《くう》、中《ちゅう》、定《てい》」など、一字をもって身心の状態を表わすことが多い。

①鬆

「鬆」とは身体の各部をゆるめること。「鬆静《しょうせい》」とは身心ともにゆるめること。「鬆静自然《しょうせいしぜん》」とは、身体をリラックスして、姿勢も呼吸も自然で、意識に乱れのない状態。その上で、内なる生命場にダイナミズム（躍動する生命力）があふれてきて、初めて「鬆」である。

②寛

「寛」とは、身心の緊張が解けた、のびのびして心地よい状態。心がおだやかになり、全身の気《き》血《けつ》が円滑に巡る。

③軽

太極拳の特徴である円形、弧線《こせん》、螺旋線《らせんせん》を描く技法を完成させるためには身法の動作は軽くなくてはならない。そのために、まず両手、両腕、さらに全身を動物の触角、触手、触毛のように敏感なものに鍛え上げていく。

④霊

敏捷《びんしょう》、つまりすばしこいの意。太極拳の歩法は「歩を進めること猫のごとく」（邁歩如猫行）といわれるように、抜き足、差し足。

⑤緩

急ぐことなく、ゆっくりと心地よく動く意。「上如行雲（空の雲が悠々と動いていくように）」「下如流水（川の水がゆったりと流れるように）」

⑥慢

ゆるやかなこと。「緩慢」というくらいで「緩」と「慢」は区別しにくいが、あえてその違いを求むれば、「緩」は「落ち着いて！」、「慢」は「ゆっくりと！」

⑦穏

重心を安定させた動き。

⑧匀

平均の意。速度を一定にすること。

⑨円

弧線や螺旋線を描くように円く動く。

⑩合

相合《そうごう》のこと。

内三合と外三合があり、内三合は「心意相合」「意気相合」「気力相合」をいい、外三合は「肩胯《けんこ》相合」「肘膝《ちゅうしつ》相合」「手足《てあし》相合」をいう。

⑪徳

「口徳《こうとく》」とは他人の悪口を言わないこと。「手徳《しゅとく》」とは他人を傷つけず、自分自身も傷つけないこと。「人徳《じんとく》」とは自己を捨てて相手に従うこと。

⑫恕

相手に譲ること。ゆるすこと。

⑬空

仏教では、すべての事物には実体がなく「無」であって、因と縁によって仮にあるものに過ぎないとし、これを「四大皆空《しだいかいくう》」という。

太極拳の「空」はこのような宇宙のあり方を深く認識して受け入れることによって、「演ずるときは、それに対応する「拳意」があらわれるが、すめば、それに従って心身も「空」の世界に立ち返る」（拳中有意、拳去心空）境地をいう。

⑭中

偏らない最も正しい道をいう。道教の「道」、仏教の「中道《ちゅうどう》」、そして儒教の「中庸《ちゅうよう》」にあたり、太極拳は「中正《ちゅうせい》」という。

武禹襄の『十三勢行功要解』に「姿勢はまっすぐで、ゆったりとのびやかにし、八面を支える」（立身須中正安舒《あんじょ》、支撑《ししょう》八面）とあるが、これは身体を中正で安舒の状態に保てば、四面八方を支撑（ささえること）できるようになるとの意。

⑮定

心を安定させること。安定した心をもって物事を静かに観察し、思いを巡らせれば、物の本質がわかる。

太極拳の「定」とは「五歩（進歩《しんほ》・退歩《たいほ》・左顧《さこ》・右盼《うべん》・中定《ちゅうてい》）」のなかの「中定」をいう。円運動における一瞬一瞬の安定をいうが、すべて固定されたものではなく状況に応じて変化していくものである。

たとえば、王宗岳の『太極拳論』に「偏せず片寄らず、忽《たちま》ち隠れ、忽《たちま》ち現われる。左に重心あれば即ち左を虚に、右に重心あれば即ち右を虚にする」（不偏不倚、忽隠勿現。左重即左虚、右重即右杳）とあり、また武禹襄の『十三勢説略』には「虚実をはっきり分別すべし、一処には自ずと一処の虚実あり、至る処すべてこの虚実あり」（虚実宜分清楚、一処自有一処虚実、処処総有此一虚実）とあるように「中定」と「虚実」は、あくまでも内なる生命場のダイナミズムのなかにある。

また、『十八在訣《ざいけつ》』に「定にはかならず隙あり」（定在有隙）とあるように、「中定」はすべて急所、これを攻撃されればすなわち敗れる。だから、中定を常に隠し、常に移動させることが要求されるのである。これもまたダイナミズムということになる。

一一　身法——その３（手）

人類が直立歩行ができるようになって以来、歩くことから解放された手は莫大な文化を創造してきた。

武術であるから当然のことながら、太極拳では手指を縦横《じゅうおう》無尽《むじん》に動かして使う。

（一）手指——手抱七星

手には全身の五臓六腑《ごぞうろっぷ》や五官に通じる経絡やツボがあり、手と指を刺激することで、経絡とツボを通じて、全身のあらゆる器官に刺激を与えることができる。このことを理解し、かつ身につけるために太極拳の基礎功法としての「手抱七星《しゅほうしちせい》（太極看手椿《たいきょくかんしゅとう》）」の訓練法を紹介しよう。

「抱七星」とは武術一般の用語であるが、北斗七星にちなんで頭・肩・肘・手・股・膝・足の七つの部位を七星と言う。武器としての七星である。そして「七星を抱える」とは、これらの七つの部位を北斗七星のように配置して自らを守るという意味である。

左手と左足が前に出ているのを「左抱七星」、右手と右足が前に出ているのを「右抱七星」という。

①身体の前面では、鼻先、右膝先、右足親指の先を一直線にそろえる。

これを「三尖相照」という。

②後面は頭頂の「百会」と尾骶の「長強」を一直線にそろえる。これを「虚領頂勁《きょれいちょうけい》」、「尾閭中正《びろちゅうせい》」という。

重心を左足に架ける。

③右足を半歩前に踵《かかと》から出す。

④同時に人差し指に導かれるように右手を手のひらを前方に向けながら斜めに上げ、親指が鼻尖まで来たら、親指を中心に手の平を内側に回し、陽掌を陰掌（次頁参照）に変える。

親指の爪の「少商」を鼻尖に合わせて掌の中に風船を抱えるようにする。

⑤左手は右肘関節に近いところで、右前腕の内側に添える。

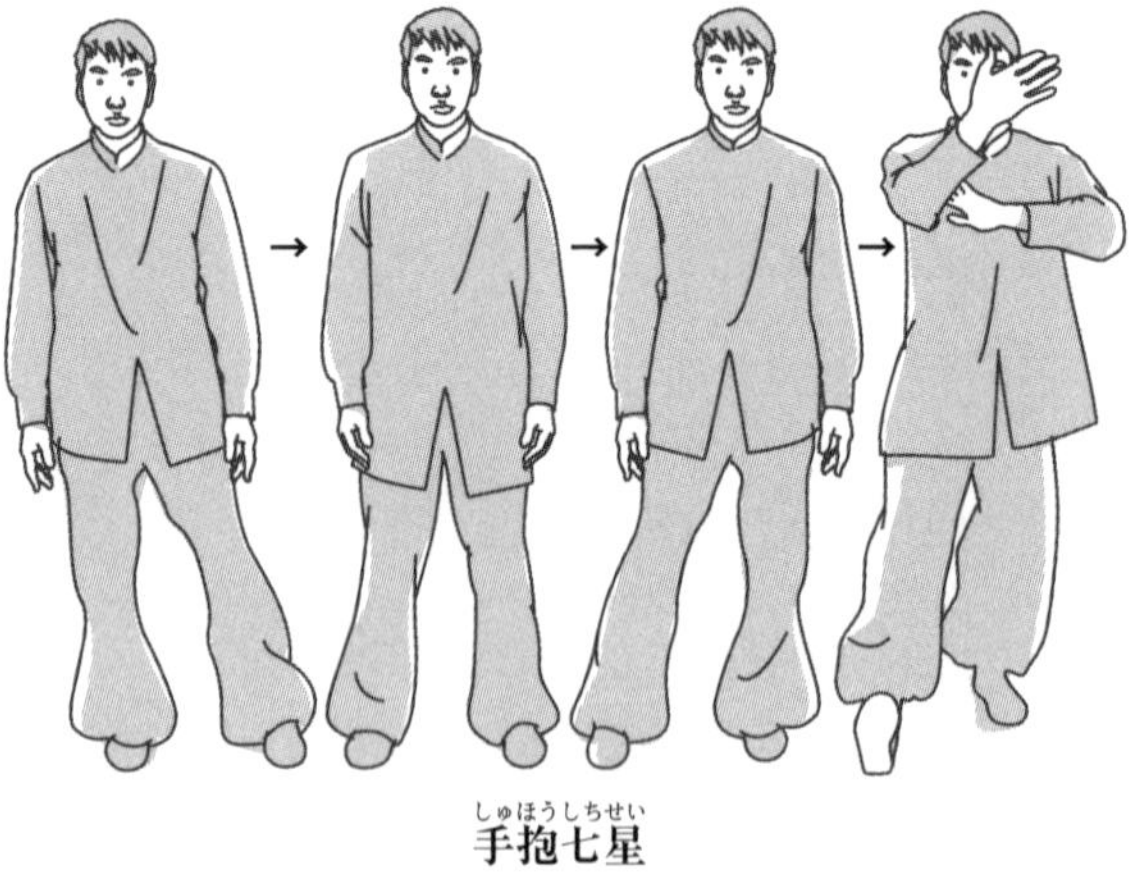

手抱七星《しゅほうしちせい》

（二）手掌

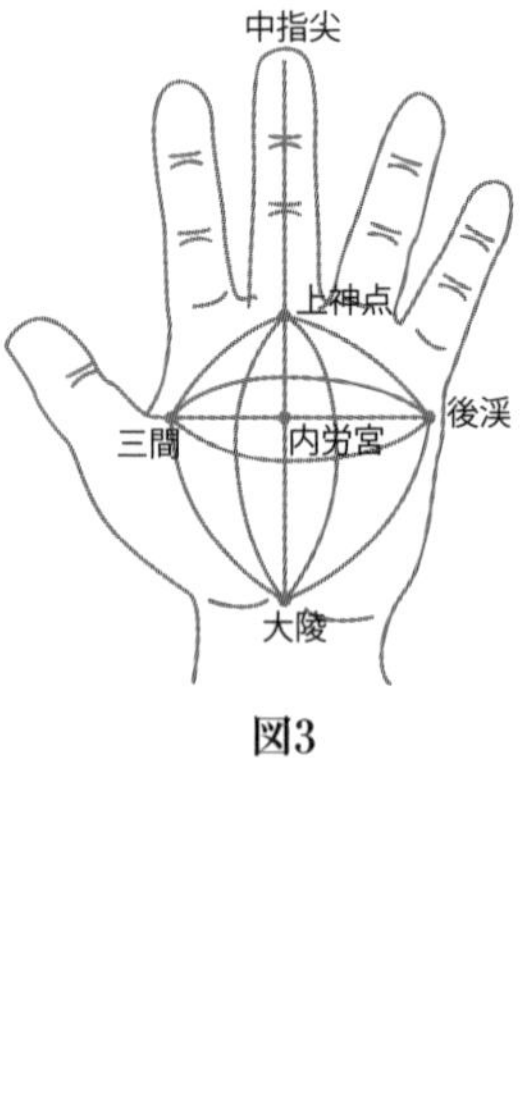

図3

手の掌は、五個の中手骨《ちゅうしゅこつ》と八個の手根骨《しゅこんこつ》で構成されている。武術における掌は手指や手首をも含むこともあるが、太極拳では非常に多くの掌が用いられる。

諺に「十回の拳を受けてもよいが、一回の掌を受けてはならない」（寧挨十拳、不挨一掌）とあるように、掌の勁力は穿透力に優り、柔中によく剛を含み、攻防の変化に応じる能力が大である。

因みに掌には弓のイメージがあり、大陵《たいりょう》穴から中指尖《ちゅうしせん》（十宣穴《じゅうせんけつ》）に縦線を引いたものを掌中の竪弓《けんきゅう》といい、三間《さんかん》穴から後渓《こうけい》穴に横線を引いたものを掌中の横弓という。**（図３）**

「手掌《しゅしょう》の分類」

掌形にはじつに多くの種類がある。基本的には掌が上、前方に向かうとき、これを「陽掌《ようしょう》（仰掌《げいしょう》）」といい、掌が下、後方に向かうときは「陰《いん》掌《しょう》（俯掌《ふしょう》）」という。

①立掌《りっしょう》…両手の掌を合わせて立てる。

②分掌《ぶんしょう》…立掌を左右に開く。

③推掌《すいしょう》…両手あるいは片手で押す動き。手のひらはやや内側に向ける。

④樓掌《ろうしょう》…片手で相手の膝、腰の前に弧線ないしは螺旋線を描き、横に

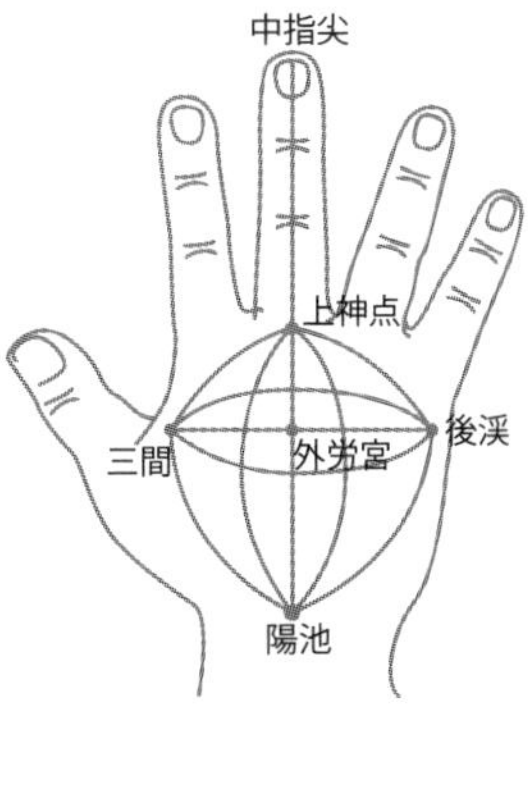

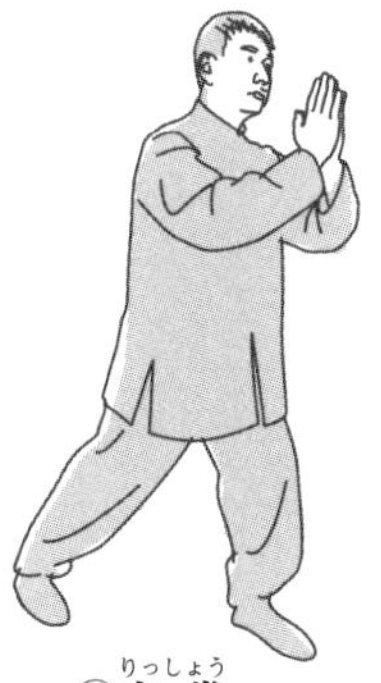
①立　掌《りっしょう》

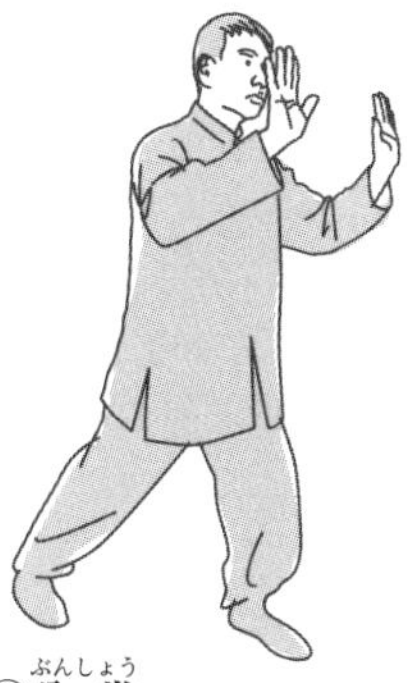
②分　掌《ぶんしょう》

払うようにする。
⑤穿掌《せんしょう》…穴をうがつような手の動き。
⑥挑 掌《ちょうしょう》…指先で跳ねあげる。
⑦架掌《かしょう》…相手の攻撃を受け止める。（架はワク、タナ、支える）
⑧挿掌《そうしょう》…手掌を上から下に差し込む。
⑨抹掌《まっしょう》…拭くようにして払う（抹は拭《ふ》く）

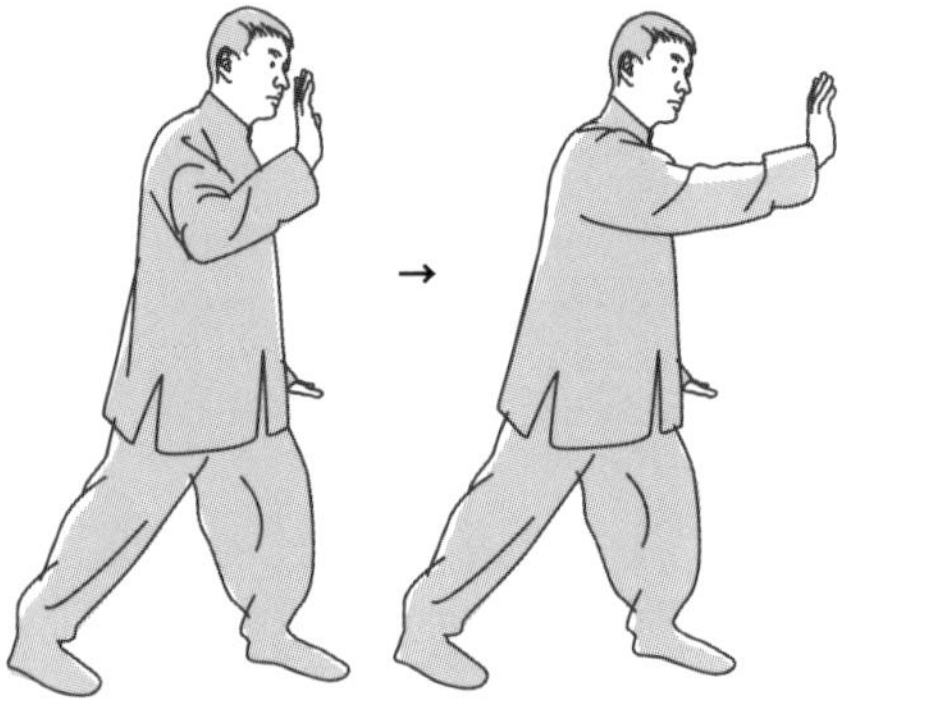
③推 掌《すいしょう》

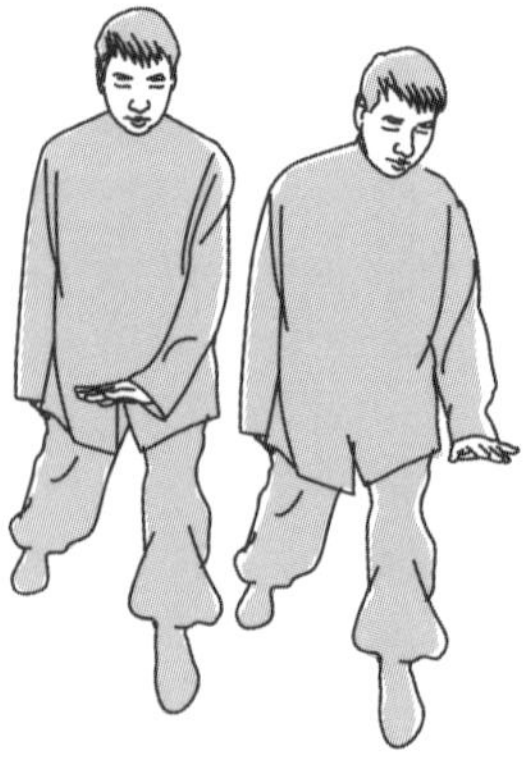
④下の樓 掌《ろうしょう》

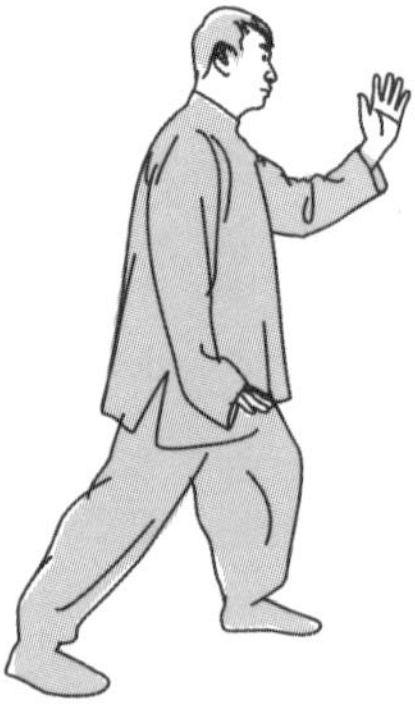
④上の樓 掌《ろうしょう》

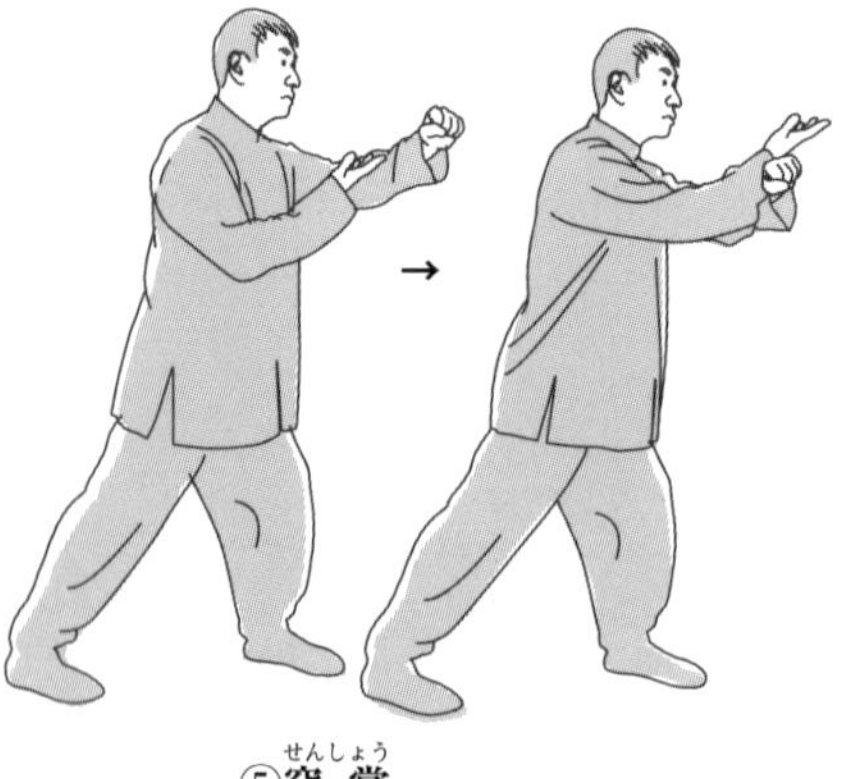
⑤穿 掌《せんしょう》

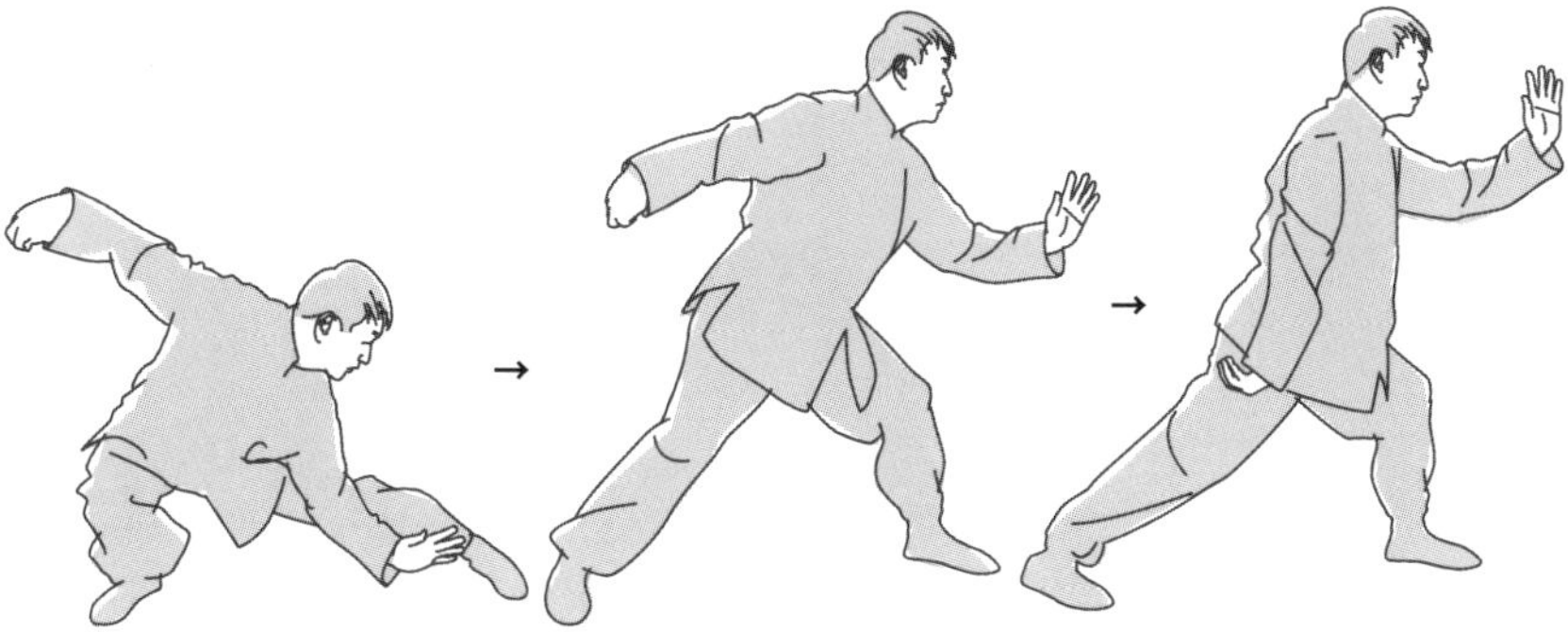

⑥挑《ちょう》　掌《しょう》

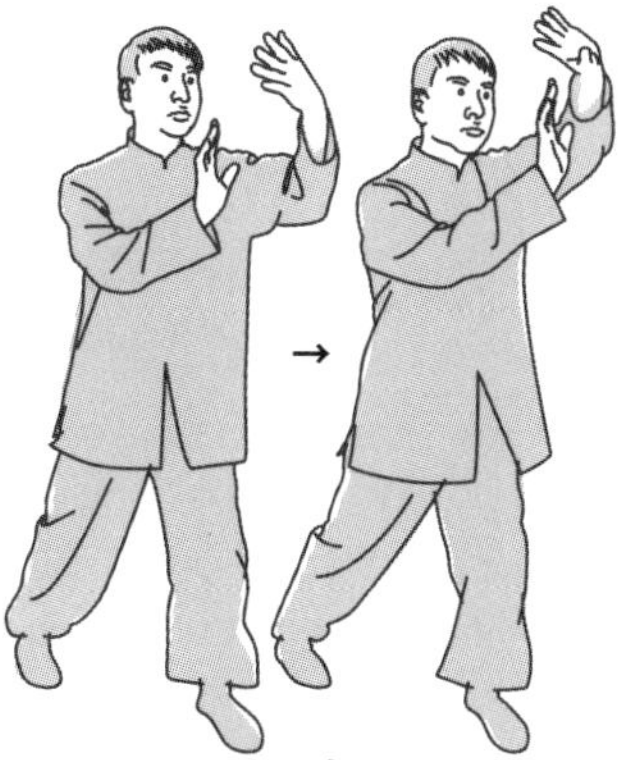

⑦架《か》 掌《しょう》

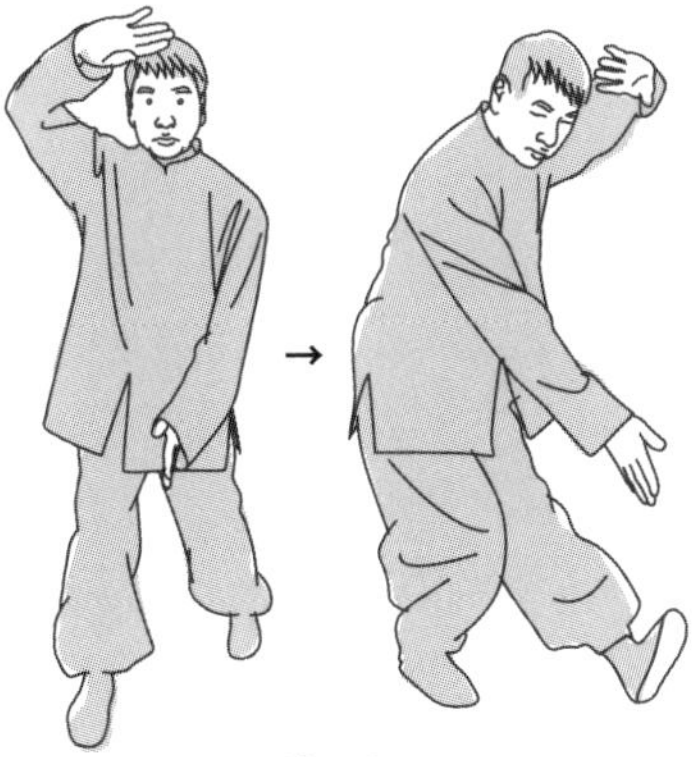

⑧挿《そう》 掌《しょう》

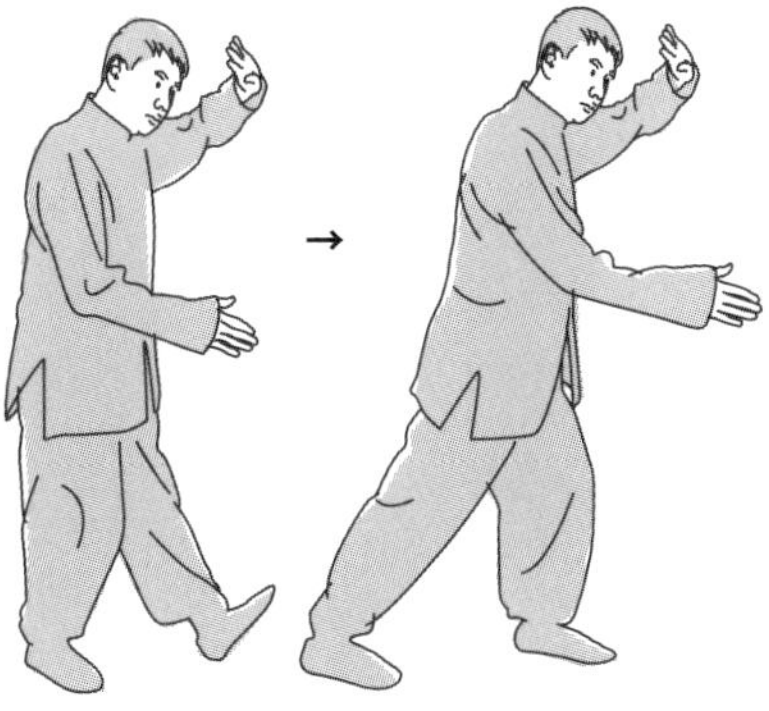

⑨抹《まっ》 掌《しょう》

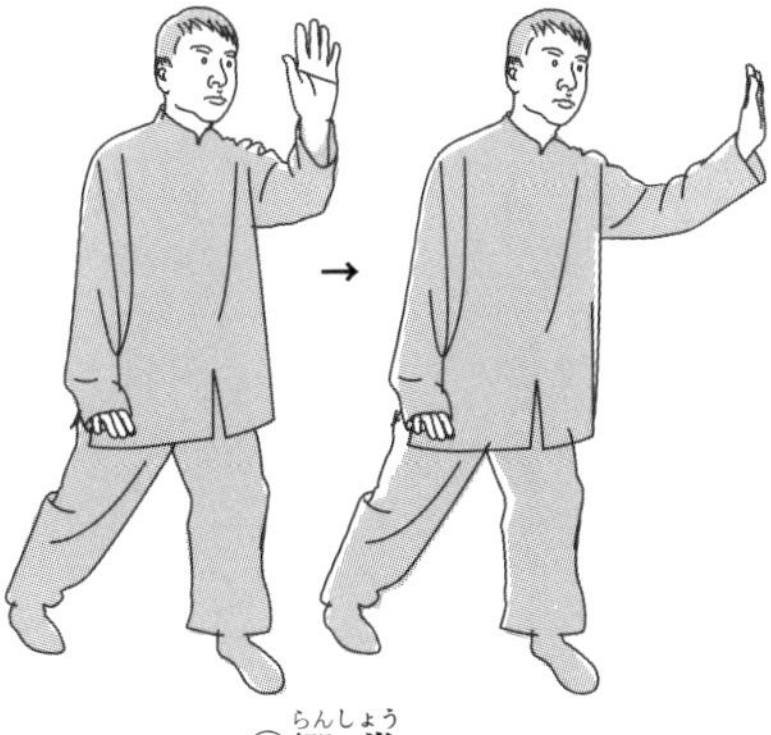

⑩攔《らん》 掌《しょう》

⑩攔掌《らんしょう》…相手の眼と鼻を掌で払う。
⑪貫掌《かんしょう》…双峰貫耳《そうほうかんじ》（両拳で相手の両耳を同時に打つ）の動き。
⑫搬掌《ばんしょう》…上から下へ払う。
⑬衝掌《しょうしょう》…掌を内旋《ないせん》させながら前に出す。
⑭叠掌《ていしょう》…両手の内外労宮《ろうきゅう》を合わせる。
⑮雲掌《うんしょう》…雲手《うんしゅ》（あたかも雲が沸《わ》き起こるがごとくに両手をまわしながら動く）の手の動き。

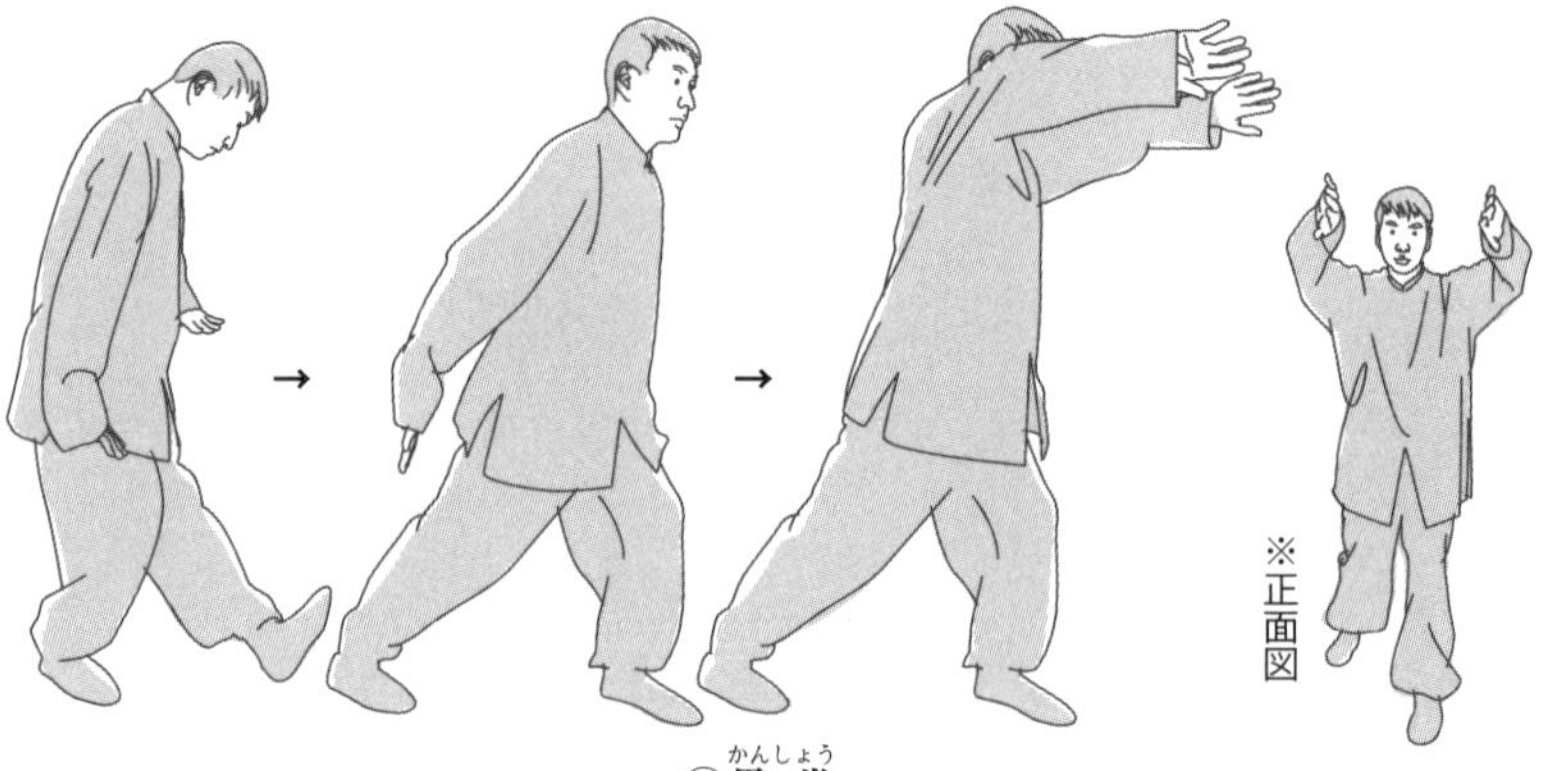

⑪貫　掌《かんしょう》

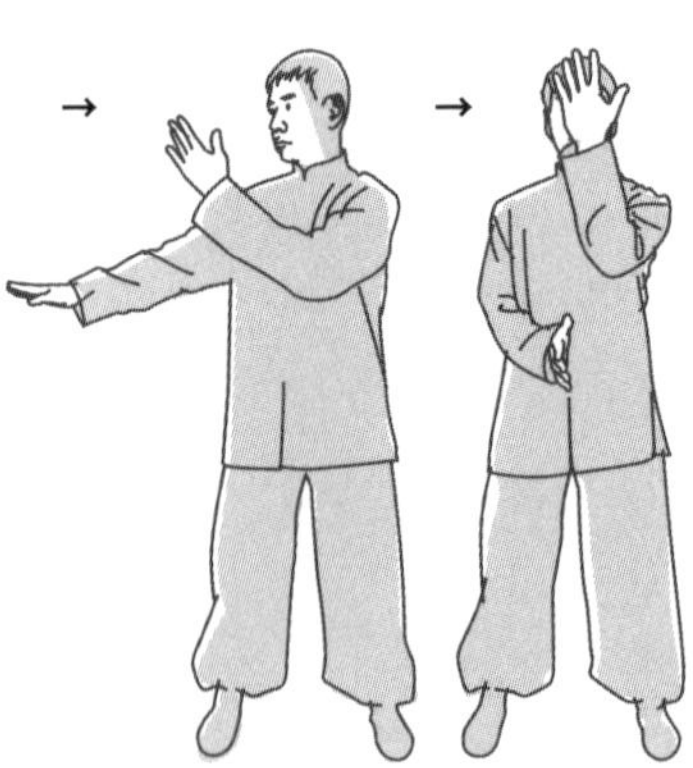

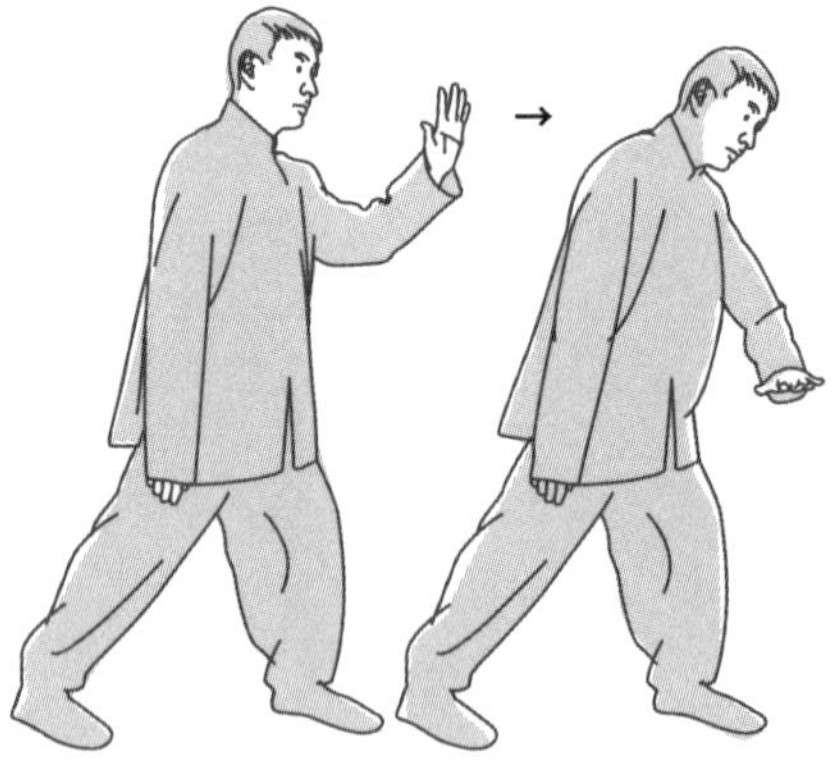

⑫搬　掌《ばんしょう》

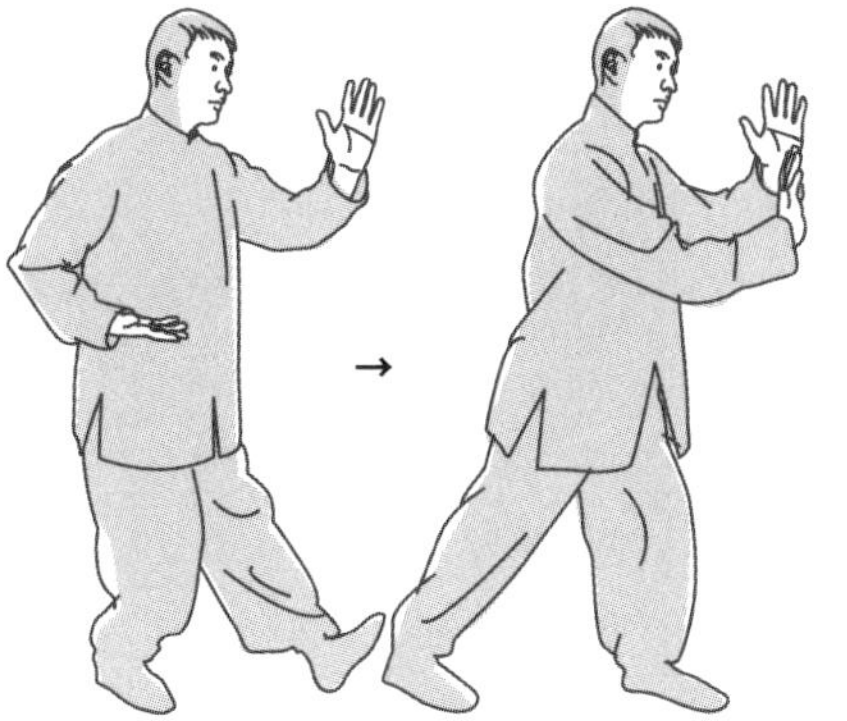

⑬衝《しょう》掌《しょう》

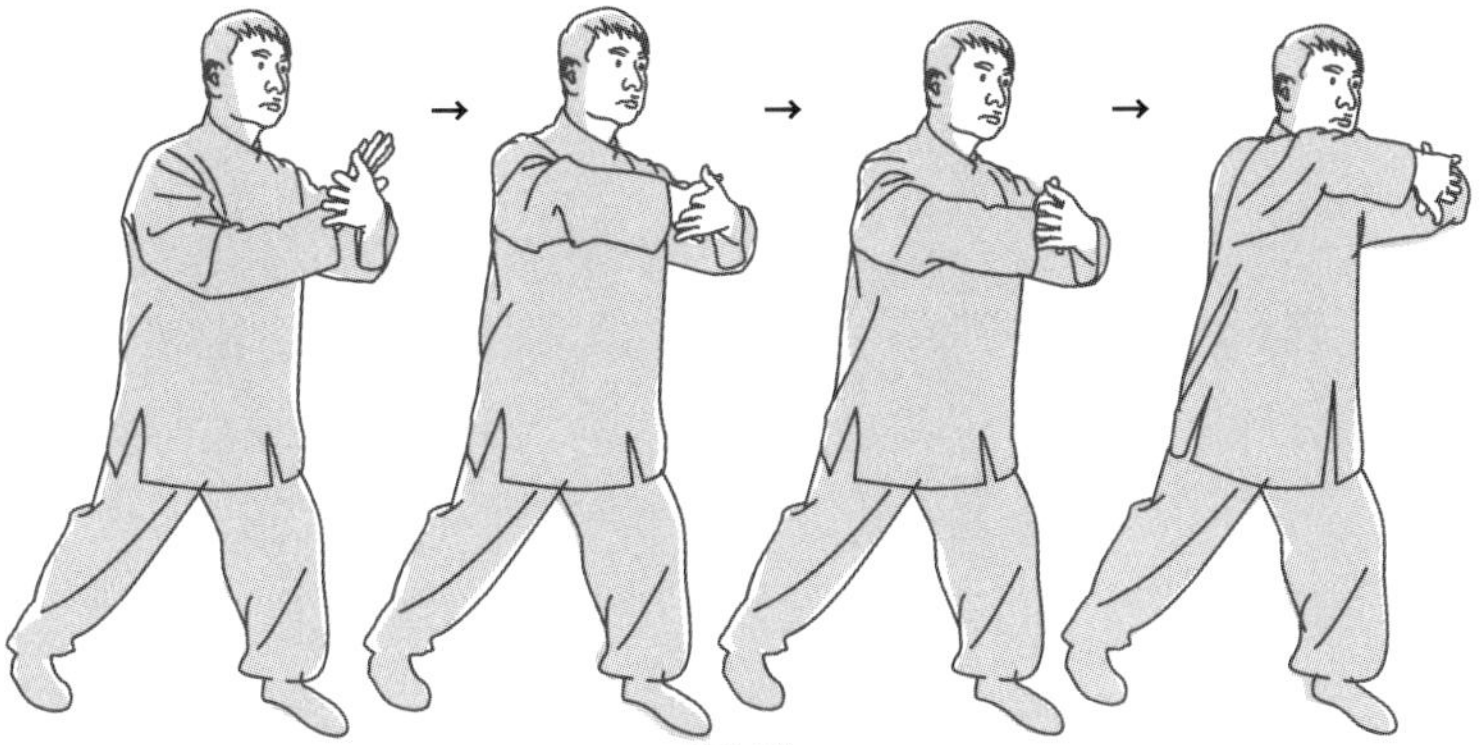

⑭叠《てい》掌《しょう》

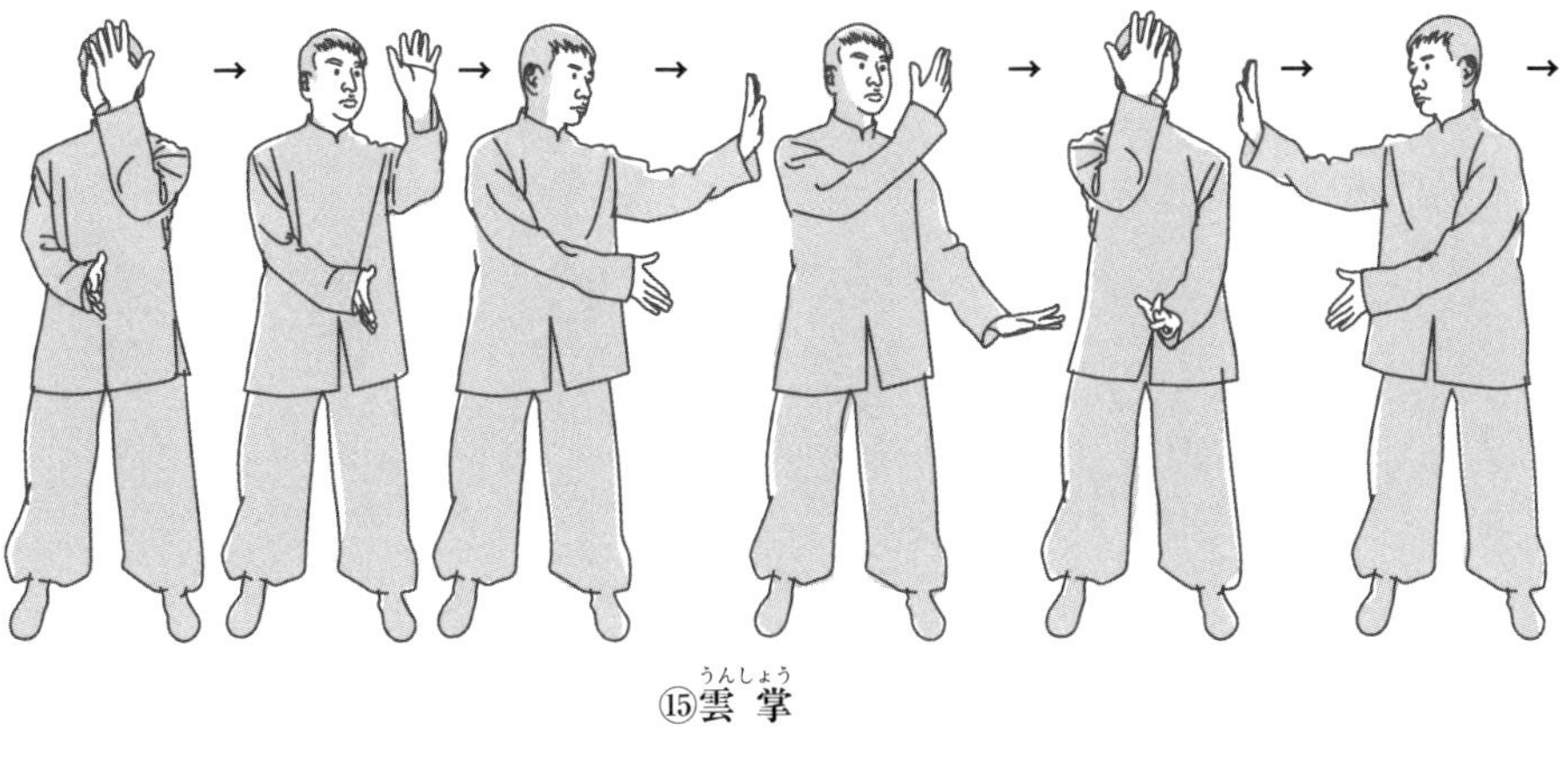

⑮雲《うん》掌《しょう》

（三）手型

太極拳の動作のなかの手のあり方を「手型」と言う。一口に手と言っても、手首（手関節）、手の平（手掌）、手の甲（手背）からなり、掌心《しょうしん》（手の平の中心）、虎口《ここう》（親指と人差し指のまたの部分）などの呼称もある。

「拳」

拳は手型の一つ。「捶《すい》」ともいわれ、四指を巻き付けるように握り込み、親指を人差し指と中指の中節の上にぴたりとつけて拳となす。拳の部分の呼称は（**図4**）のとおりで、手のひらの中心を拳心、四指の中節が揃って平らになった部分を拳面、親指と人差し指がつくる環を拳眼、手の甲の部分を拳背、小指の外側を拳輪という。

拳の種類は次のようである。

①正拳《せいけん》…拳眼が上を向く。
②立拳《りっけん》…拳眼がやや斜め上を向く。
③栽拳《さいけん》…拳眼が下向き。

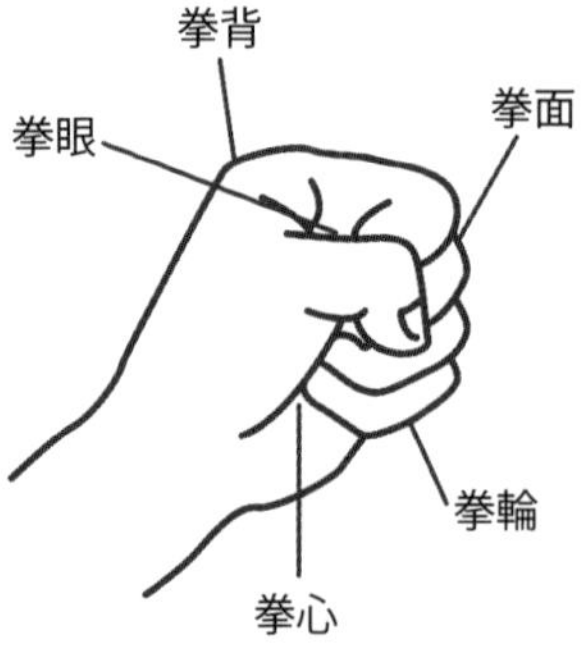

図4

④仰拳《ぎょうけん》…拳心が上を向く。
⑤俯拳《うけん》…拳心が下を向く。
⑥抓拳《そうけん》…鈎手の状態で拳を突くこと。
⑦反拳《はんけん》…拳眼は下向きで、頭部の前上方から出す。

「鈎《こう》」

また、手指の先が一緒に集まっている状態を鈎といい、虚鈎と実鈎がある。五指が自然に集まり、手のひらが下向きになっているのが虚鈎。五指が自然に集まり、手のひらが上向きになっているのが実鈎。五本の指先が集まって梅の花の形になるのが「梅花鈎《ばいかこう》」、第二・第三の指先が少し前に出て、鷹《たか》のくちばしのような形になるのが「鷹嘴鈎《おうしこう》」。（図5）

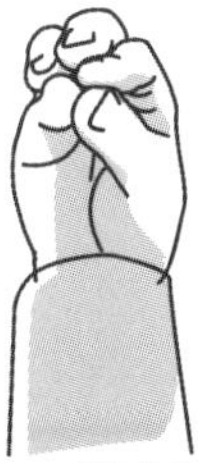
図5　梅花鈎《ばいかこう》

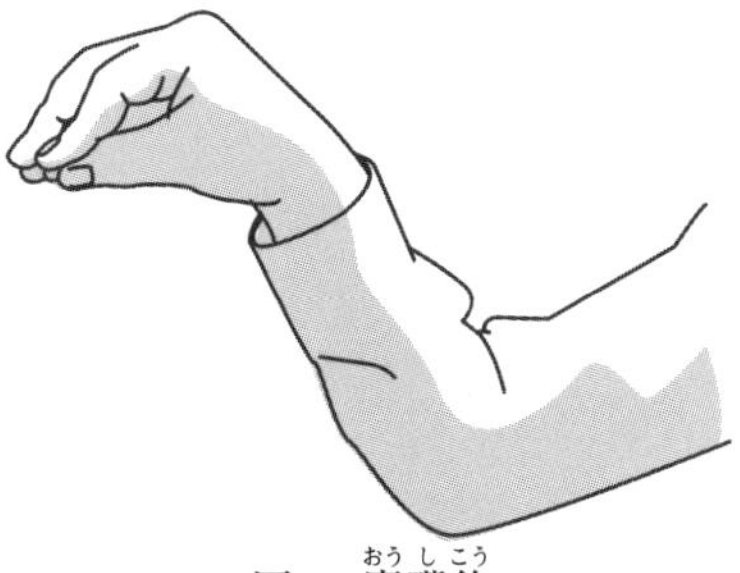
図5　鷹嘴鈎《おうしこう》

「五錘《すい》」

太極拳の場合の拳の技法を「拳」と言わずに「錘《すい》」と言う。「錘」はおもり。重い錘のごとく、という意味で、打つことによって皮膚の損傷はないのに内臓にずしんと打力が加わって損傷を与えることを言う。

①搬攔錘《はんらんすい》…後ろに引きながら相手の力を遮る。

身体を右後方に引き、重心を右足に移しながら、一八〇度転換し、左手は立掌になって胸の前に。右手は右股関節の側で拳になる。左足を一歩出し、左足の先を上げ、重心を左に移すと同時に、右拳を左手のてのひらの前方へ突き出す。

②指襠錘《しとうすい》…相手の力を押さえながら、もう一方の手を拳にして、相手の股間を突く。

③肘底錘《ちゅうていすい》…肘の下の拳が主役。「肘底看錘」（肘の下錘を看る）。身体の重心を右足に、同時に左手を拳にして左肘を持ち上げる気持ちで上に伸ばす。右手を拳にして左側の肘の下におく。

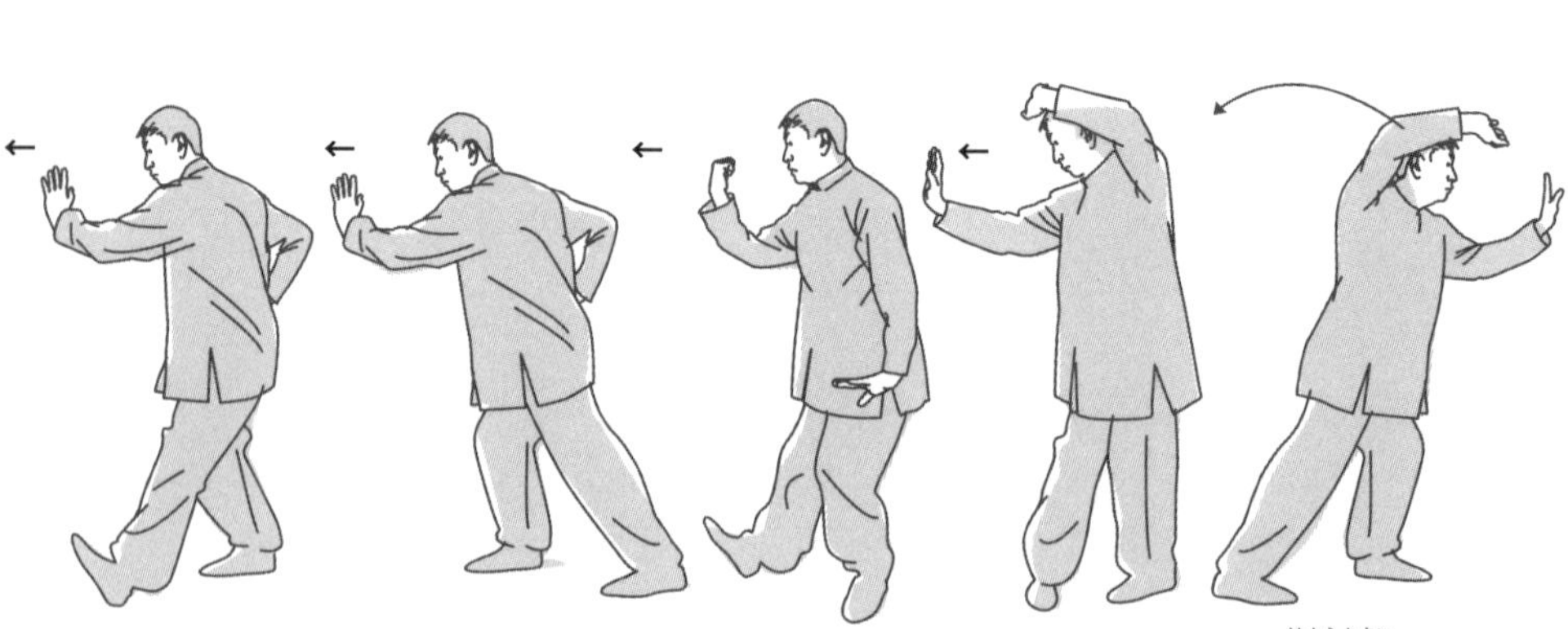

①搬攔錘《はんらんすい》

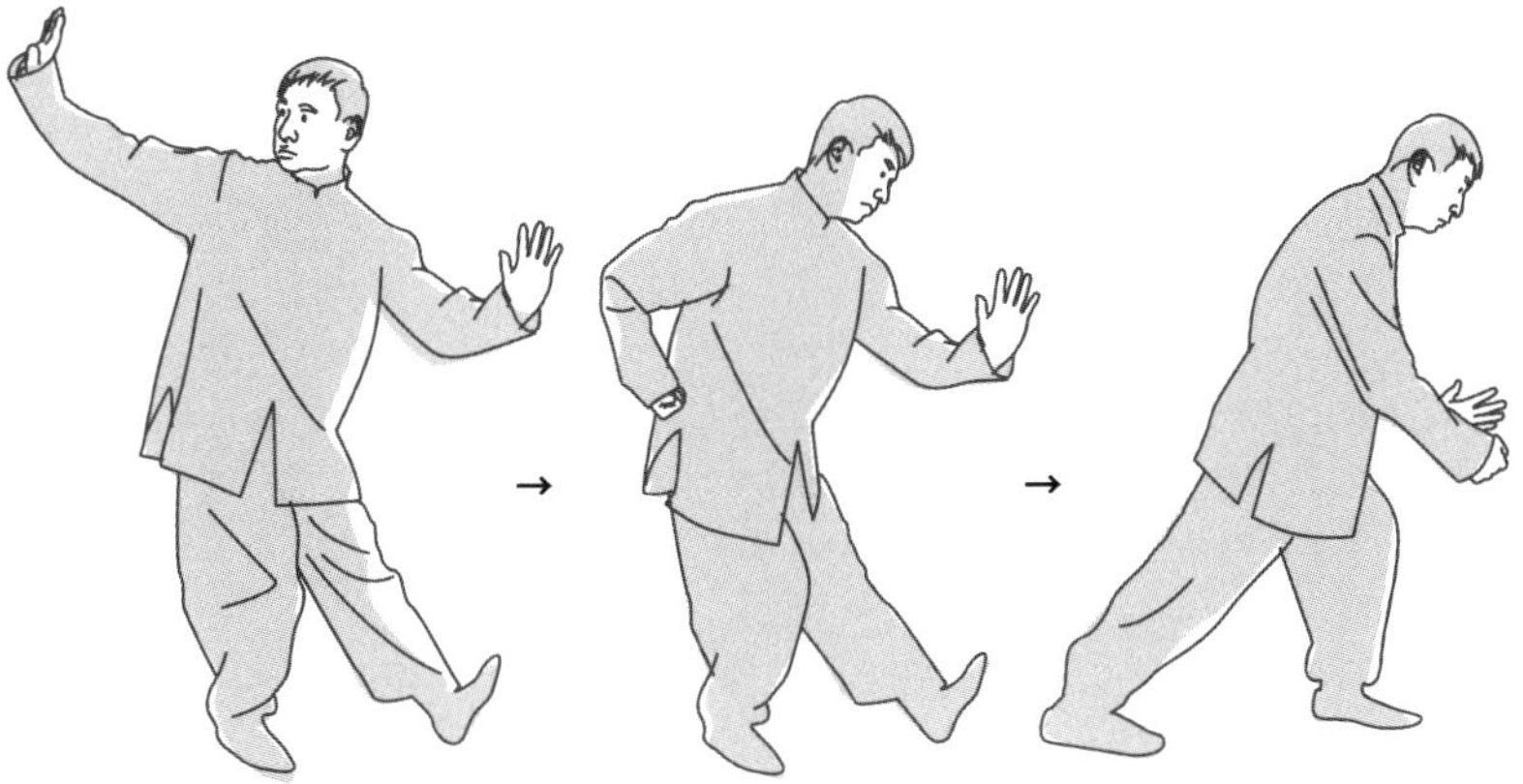

②指《し》襠錘《とうすい》

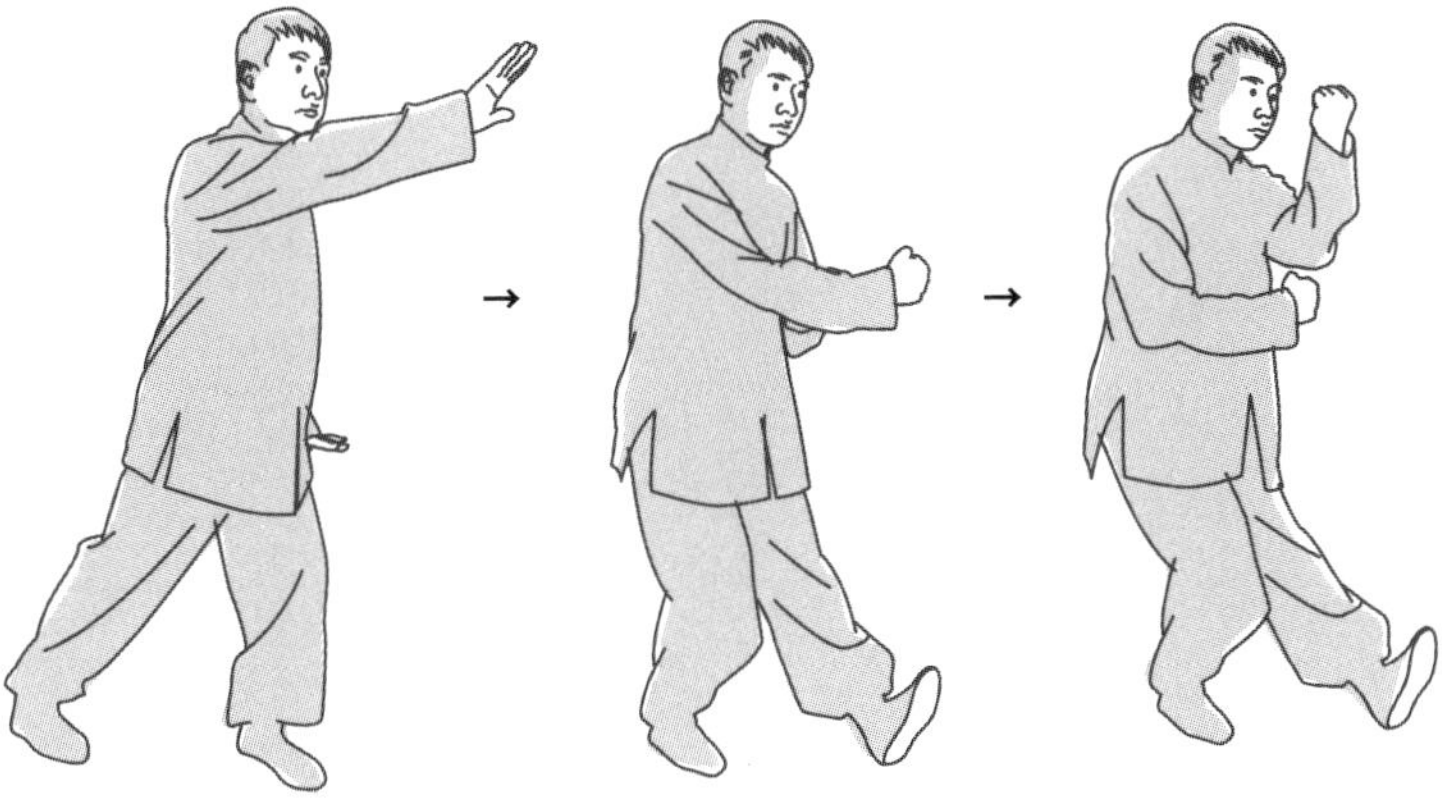

③肘《ちゅう》 底錘《ていすい》

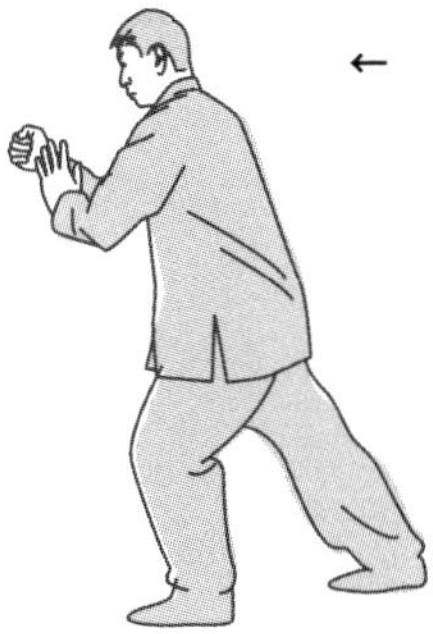

④撇身錘《ぺいしんすい》…身体を一八〇度方向転換して、両腕（拳と掌）の力で後ろ方向に行く。たとえば左手の「労宮」で右手の拳眼を隠すようにしながら、右手を前上方に伸ばす。そこから身体の右を回転し、同時に左足を前方に出し、重心を左足に移しながら右肘で右下方に押す。初めから腰を一八〇度方向転換する。

⑤栽錘…左足を一歩前に出しながら、右拳で上から下へ押しつける。あたかも一本の木の苗の根部を握って、逆手で植えつけるように垂直に上から下に突く。

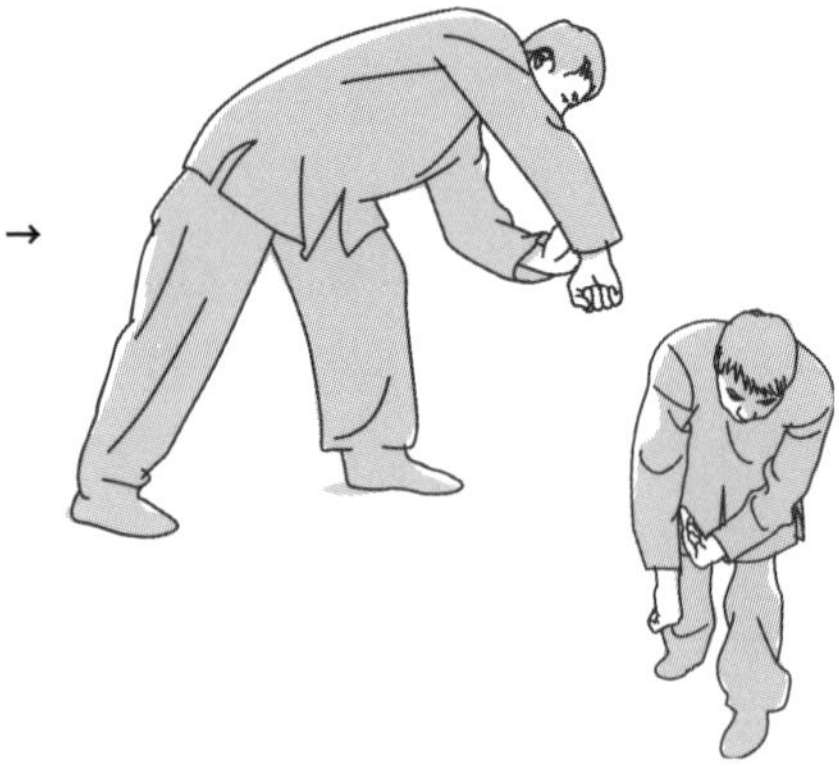

※正面図

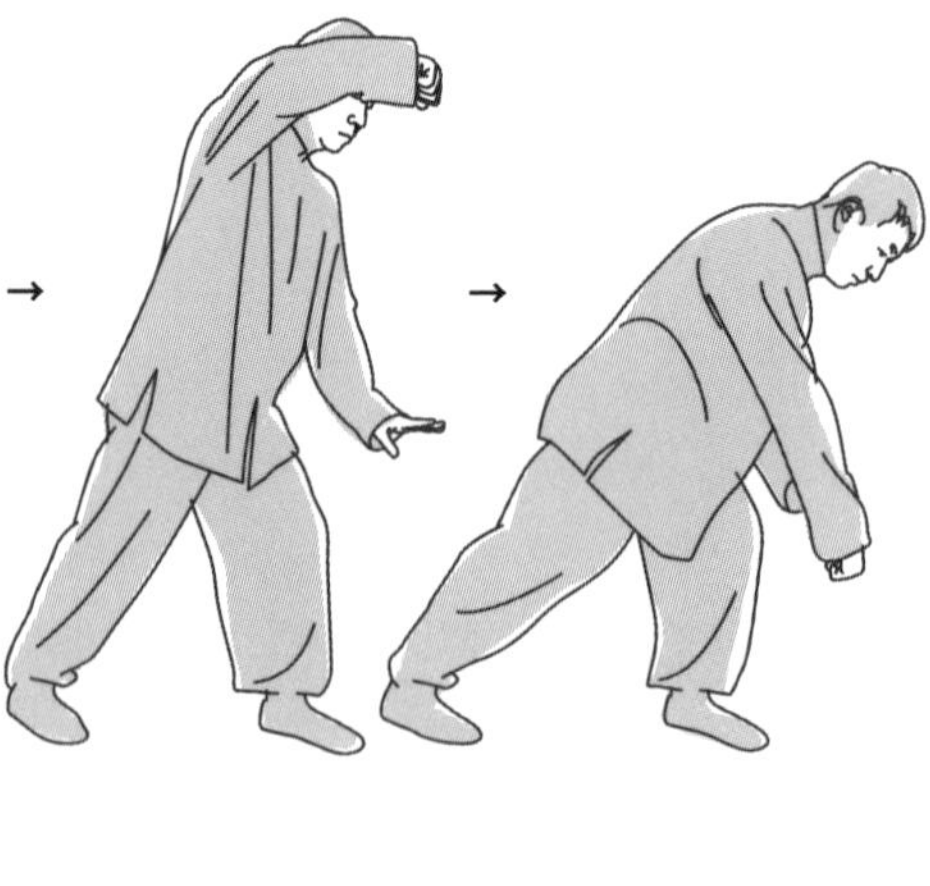

（付）原穴

最後にして重要なのが「原穴」である（**図６**）。

手首の周囲には心経《しんけい》、肺経《はいけい》、心包経《しんぽうけい》、大腸経《だいちょうけい》、小腸経《しょうちょうけい》、三焦経《さんしょうけい》の原穴がある。すなわち、

神門《しんもん》（心経）、太淵《たいえん》（肺経）
大陵《たいりょう》（心包経）、合谷《ごうこく》（大腸経）
腕骨《わんこつ》（小腸経）、陽池《ようち》（三焦経）

経絡上の一点には違いないが、気血がよく集まり、生命活動の上で極めて重要なツボという意味でこの名称がある。

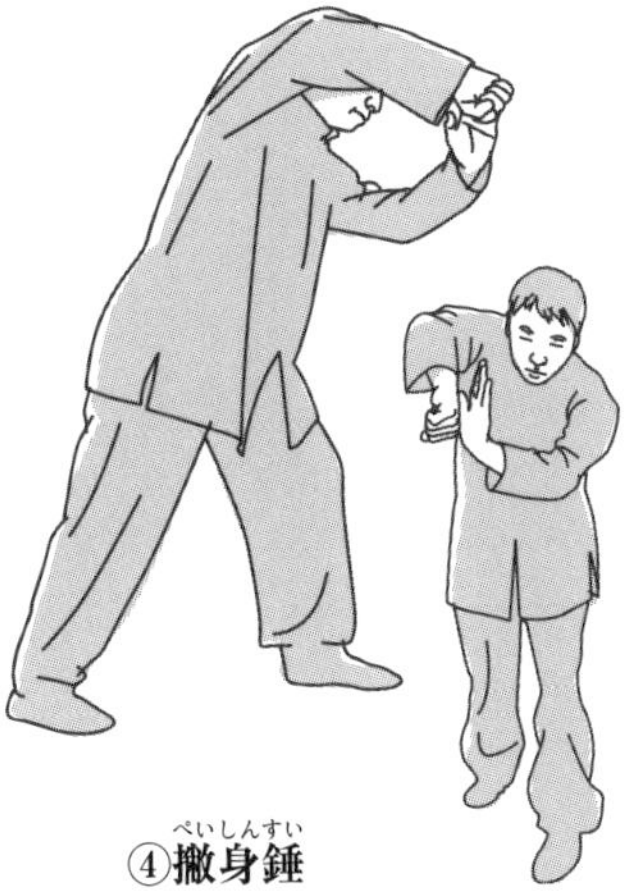

※正面図

④撇身錘《ぺいしんすい》

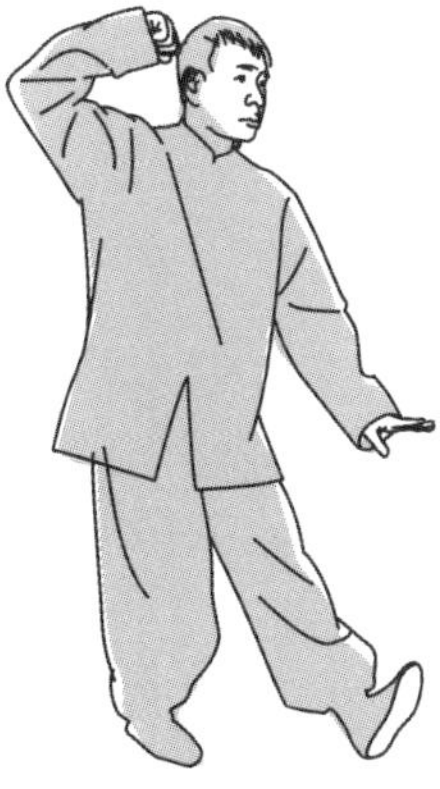

⑤栽錘

そもそも人体には首と呼ばれる部分が三ヶ所ある。頭と胴をつなぐ「首」、腕と掌をつなぐ「手首」、そして下腿と足をつなぐ「足首」である。

いずれも括《くび》れていて（だから首というのか）、断面積《だんめんせき》は小さい。ということは経絡が密集していて、一つの動作で多くの経絡が同時に刺激を受けやすい状態にある。

そのうえ、いずれも可動域《かどういき》が他の関節とくらべて、きわめて広く、それだけに日々の生活のなかで用いる頻度も高い上に、原穴に対する刺激の量も多くなる。こうして考えれば考えるほど原穴の重要性には計り知れないものがある。

一位を示す「首位《しゅい》」とか「首席《しゅせき》」とかいう言葉が、ここから出たことは間違いない。自ら太極拳を舞うとき、あるいは舞う人を観るとき、この三つの首に注目していただきたい。じつによく動いている。養生法としての太極拳を語る上で、この三つの首の動きの効用を決してないがしろにしてはならないのである。

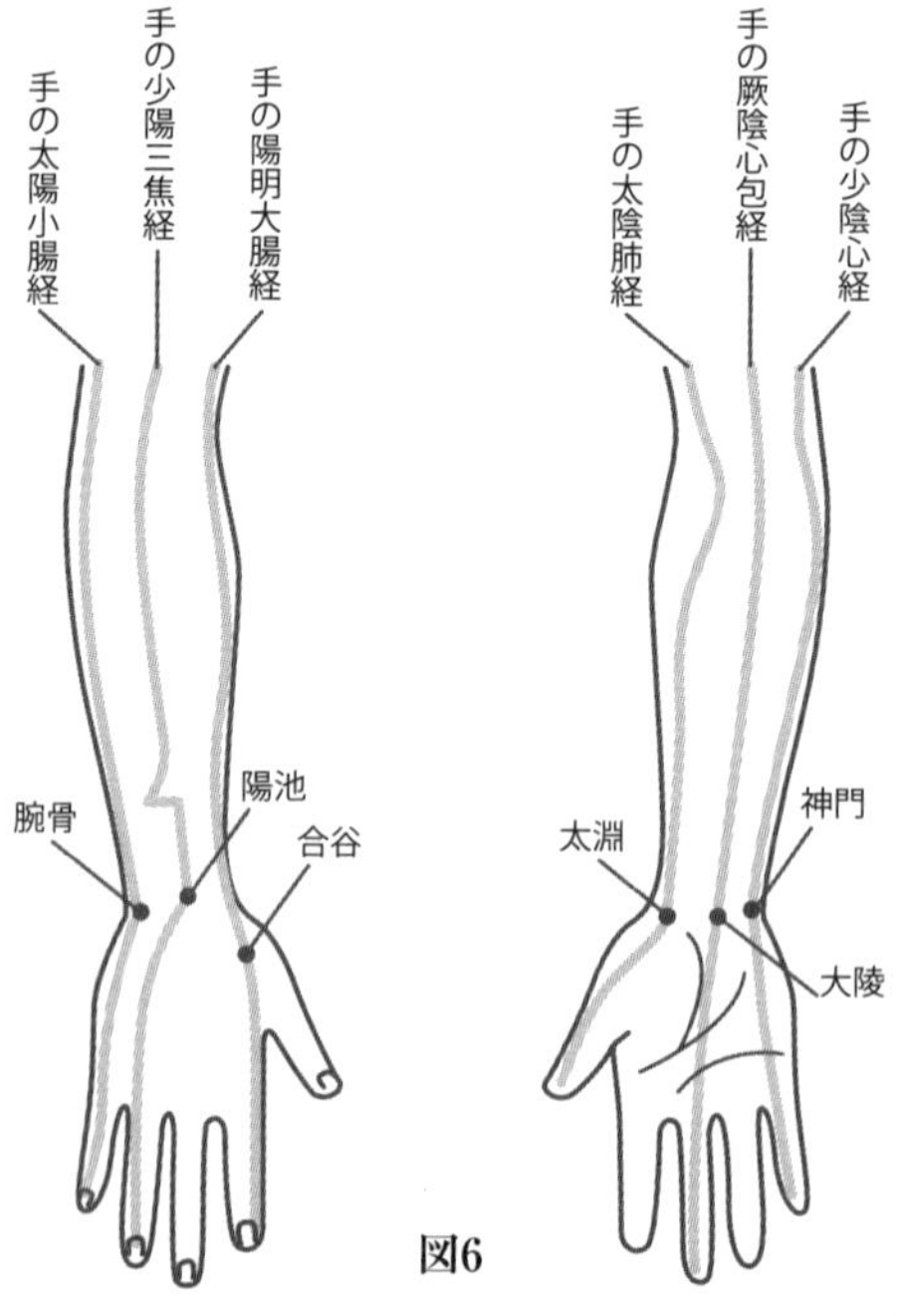

図6

一二　身法——その4（足）

（一）歩型

足の立ち方を歩型という。
①自然《しぜん》歩《ほ》…両足平行。足先一直線。膝を弛めて身体直立。両足の間は自分の拳一つ分。自然に歩くかたち。
②平行《へいこう》歩《ほ》…両足平行。足先一直線。膝を弛めて身体直立。両足の間は自分の足の大きさ。
③開立《かいりつ》歩《ほ》…両足は肩幅。自然に直立。
④正《せい》歩《ほ》…両足を平行に前後させ、幅は自

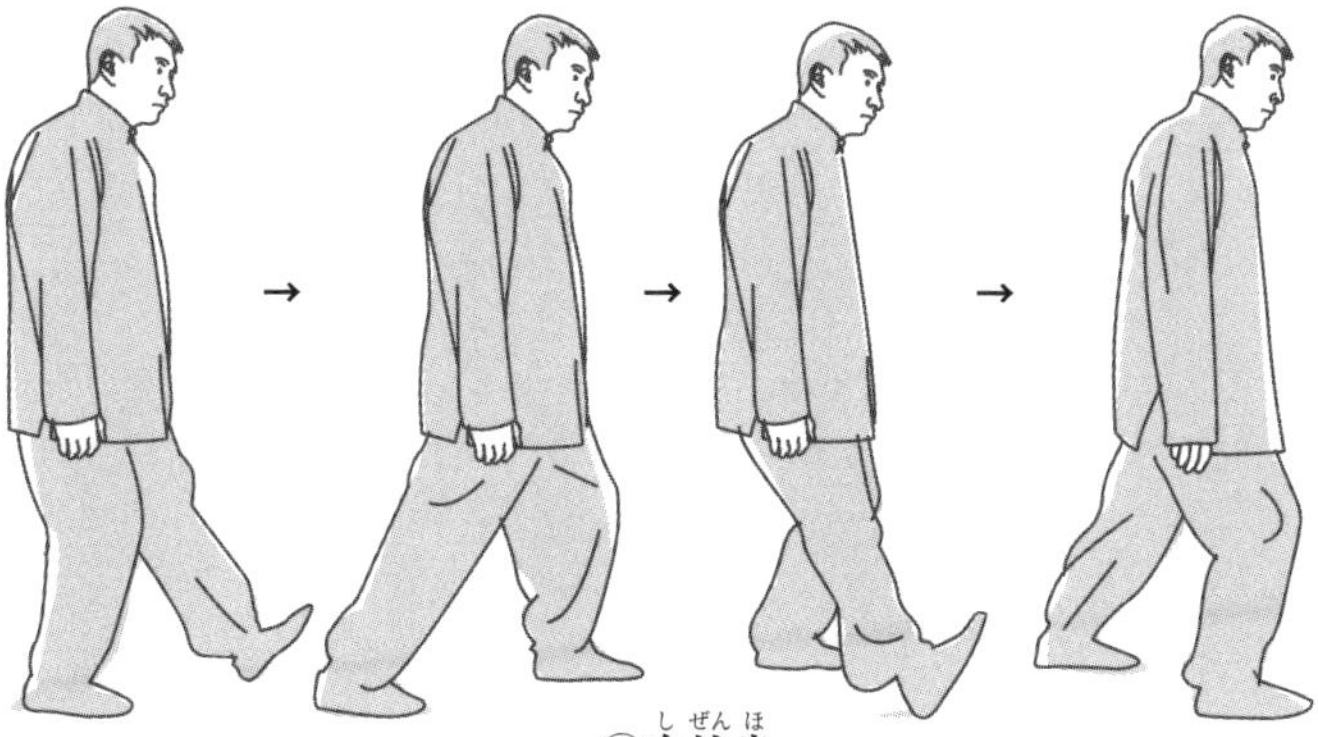

①自然《しぜん》歩《ほ》

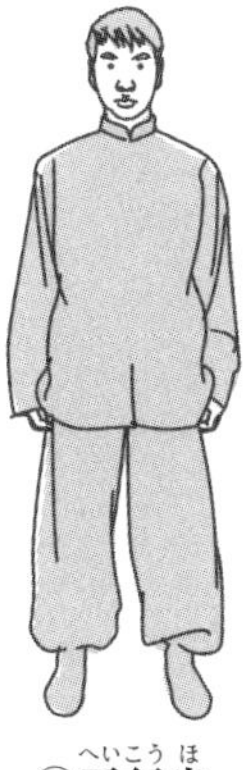

②平行《へいこう》歩《ほ》

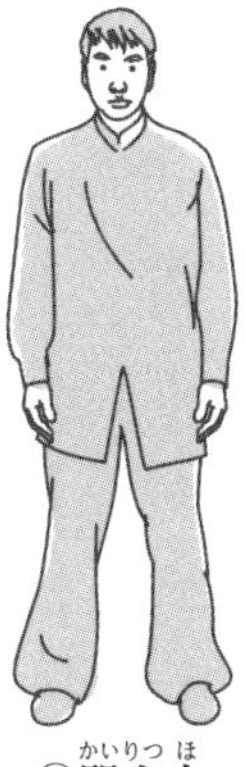

③開立《かいりつ》歩《ほ》

分の足の大きさ。横幅も同じく。
⑤隅歩《ぐうほ》…両足を平行に前後させ、足幅は足の大きさの半分くらい。横幅は自分の足の大きさ。
⑥座歩《ざほ》（虚歩）…後ろ足で体重を支える。膝を曲げ体重を支え、重心の分配を前後比にして一：九にするが、時に三：七にする。膝尖は足先を越えない。前足は力を入れず、真っすぐに伸ばし、踵が軽く地面にふれ、足先は上に向ける。
⑦弓歩…前足で体重を支え、後ろ足は真っすぐに伸ばし、足底は軽く地面に。重心の分配は八：二。時に七：三。前後の足の間隔は自分の足の大きさだが、自然に選択してもよい。
⑧馬歩《まほ》…両足を横に広げる。足先は正面に向け、重心は両足に均等に、両膝を

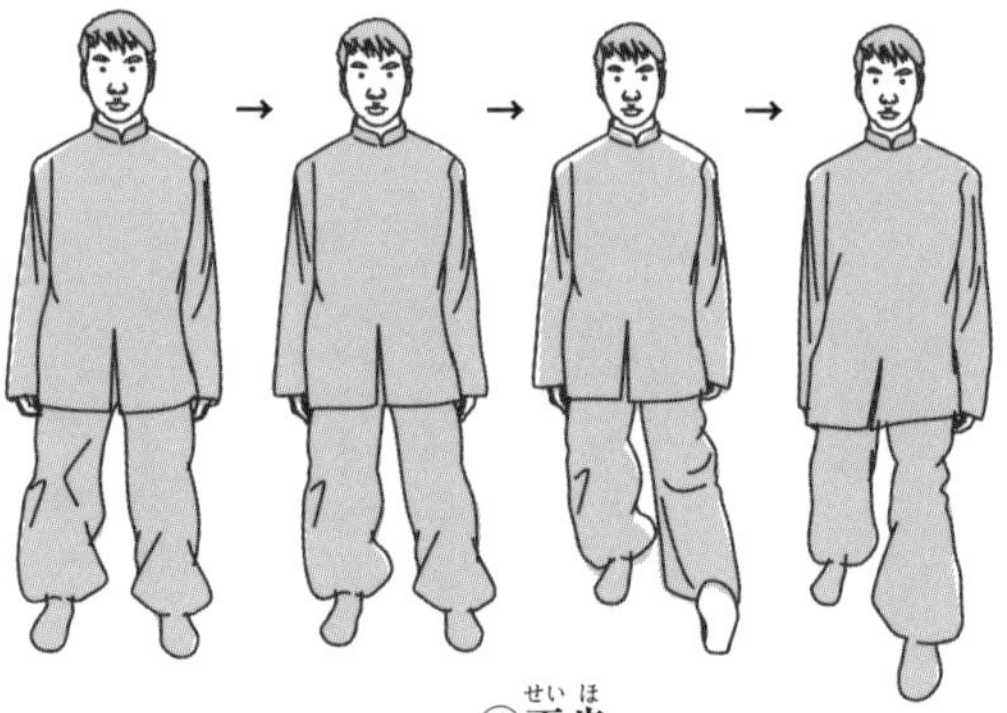
④正歩《せいほ》

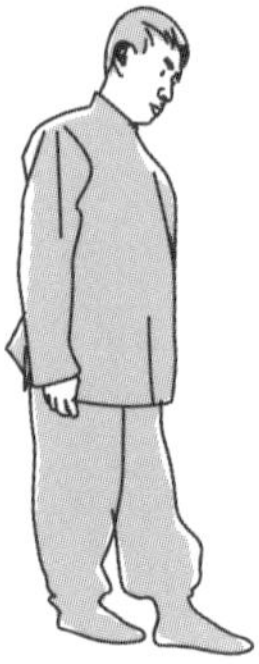
⑤隅歩《ぐうほ》

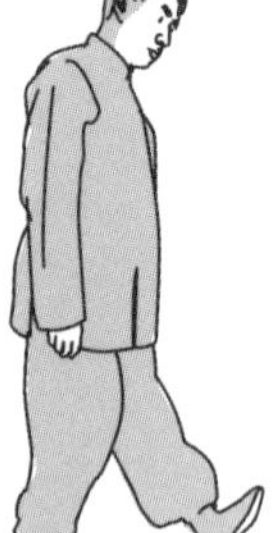
⑥座歩《ざほ》

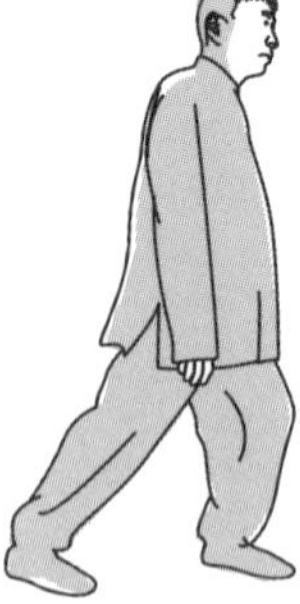
⑦弓歩

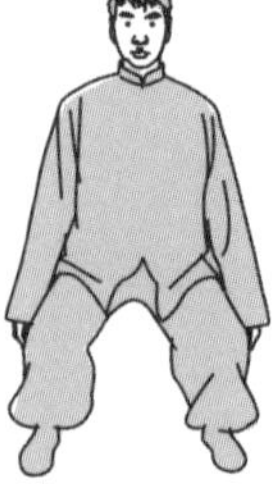
⑧馬歩《まほ》

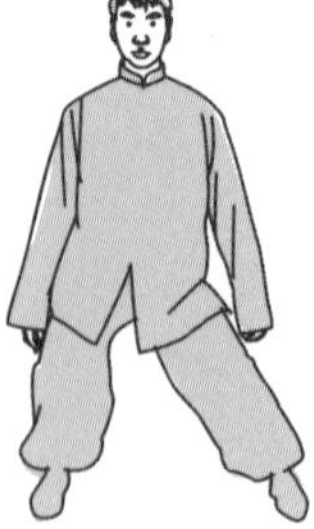
⑨半馬歩《はんまほ》

曲げて腰を据える。膝は足先より前に出ない。

⑨半馬歩《はんまほ》…両足を横に広げ、膝、股、腰をゆるめ、片足を四五度外に開き、上体をその方向に向ける。重心は後ろ足に寄せる。

⑩独立歩《どくりつほ》…右足は膝をやや緩めて立ち、左足は膝を曲げて引き上げ、膝下をぶらさげるようにして立つ。軸足先はやや斜め外側に開いた方が安定する。

⑪丁歩《ていほ》…一方の膝を曲げ、足は前方を向き重心を支える。もう一方の足を軸足の内側によせ、直角になるようにしてつま先を地面につける。踵は浮かせたまま。

⑫点丁歩《てんていほ》…両足の距離は拳の横幅くらい。足先は一直線。一方の足で体重を支え、もう一方の足の先を軽く地につける。踵は浮かせたまま。

⑬一字歩《いちじほ》…両足を前後にして立つ。間隔は自分の足の長さくらい。両膝の内側が一直線になるようにする。重心を自由自在にコントロールでき、後ろ足に置く場合は前足の足先は上方に向け、重心が前足にかかるときは、後ろ足の踵を少し浮かせる。

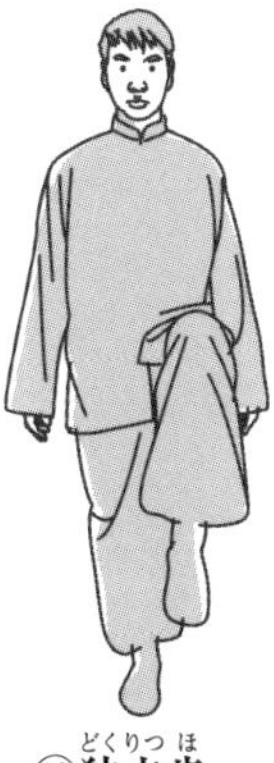

⑩独立歩《どくりつほ》

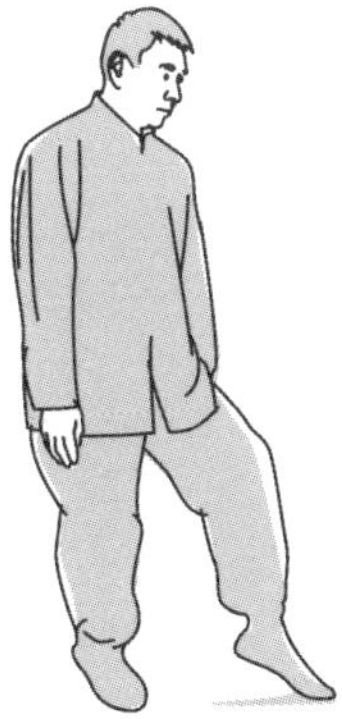

⑪丁歩《ていほ》

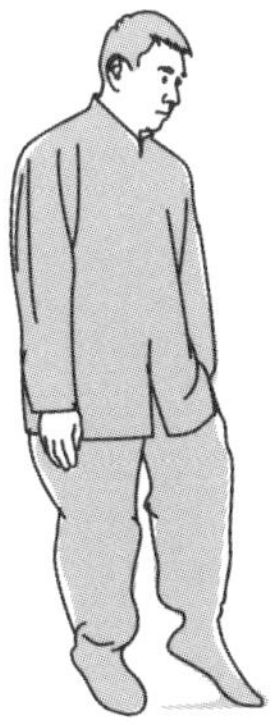

⑫点丁歩《てんていほ》

⑭並歩《へいほ》…両足内側をそろえて立つ。膝は弛めて。

⑮八字歩《はちじほ》……両足先が〝八〟の字を描くように立つ。〝正八字〟は両足先を四五度くらい外に開き、〝反八字〟は足先を内に閉め踵を外に開く。

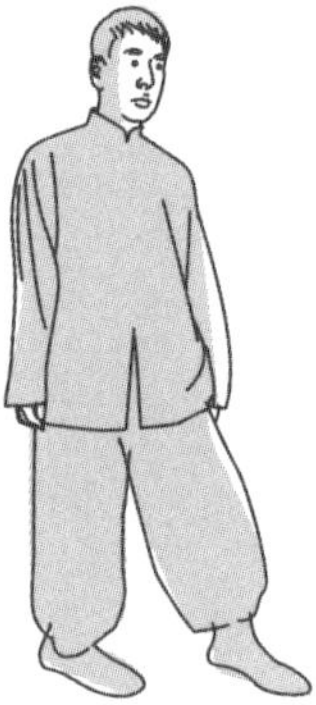

⑬一字歩《いちじほ》

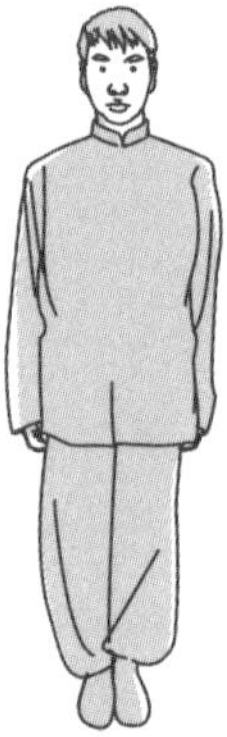

⑭並歩《へいほ》

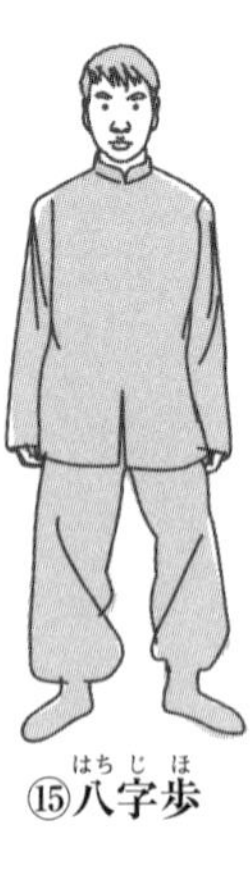

⑮八字歩《はちじほ》

(二) 基本歩法

①上歩《じょうほ》…後ろ足を引き寄せて、一歩前へ出す。

②進歩《しんほ》…後ろ足をもう一歩前に出す。

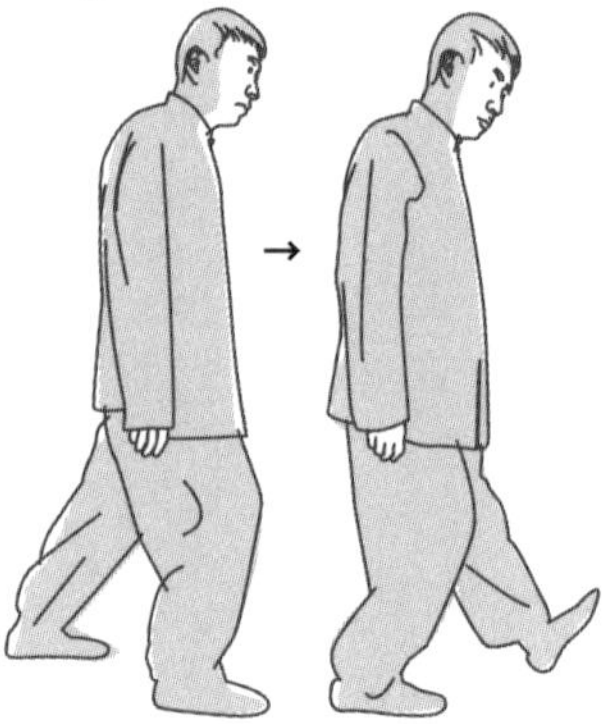

①上歩《じょうほ》

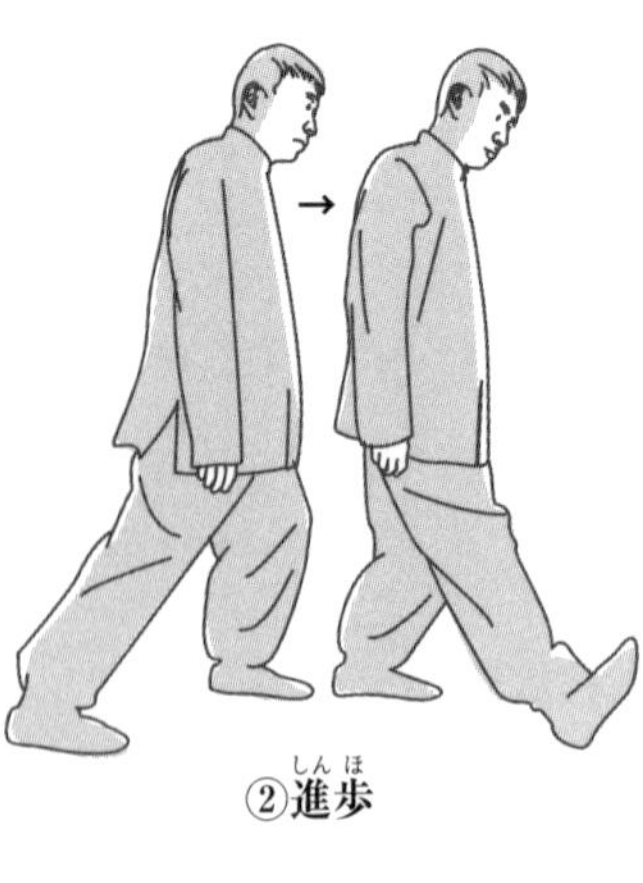

②進歩《しんほ》

③眼歩《がんほ》（勢歩《せいほ》）…意識を虚点に置く。
④退歩《たいほ》…後ろへ下がるときの歩法。足を下ろすときは爪先から静かに着地させる。
⑤側行歩《そくこうほ》…横に進むときの歩法。重心を一方の足に移し、もう一方の足を引き上げ、横に踏み出し、つま先から地に着ける。つづいて踏み出した足に重心を移し、最初に支えていた脚を引き寄せる。足は平衡に。
⑥蹬脚《とうきゃく》…片足で体重を支え、もう一歩の足の爪先を上に向け踵で前方に蹴りつける。蹴る足は、自然に伸ばす感じ。
⑦跟歩《げんぷ》…重心を前足に移し、後ろ足を半歩引き寄せ、後ろ足に重心を移す。

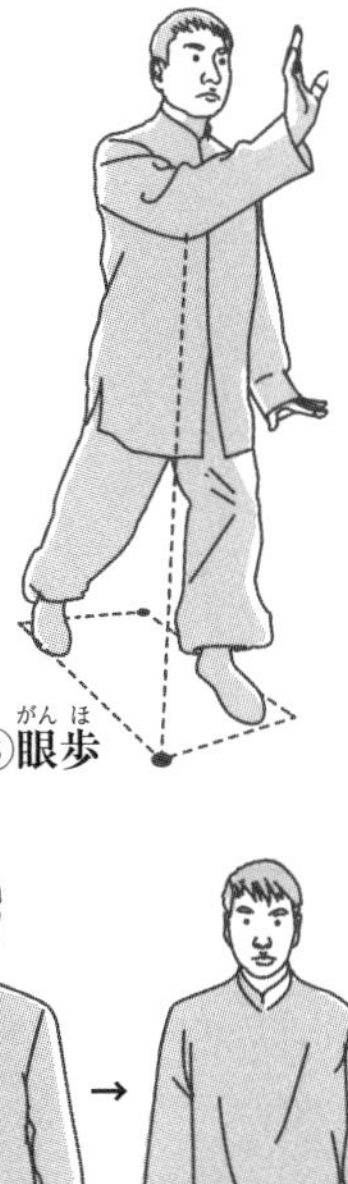
③眼歩《がんほ》

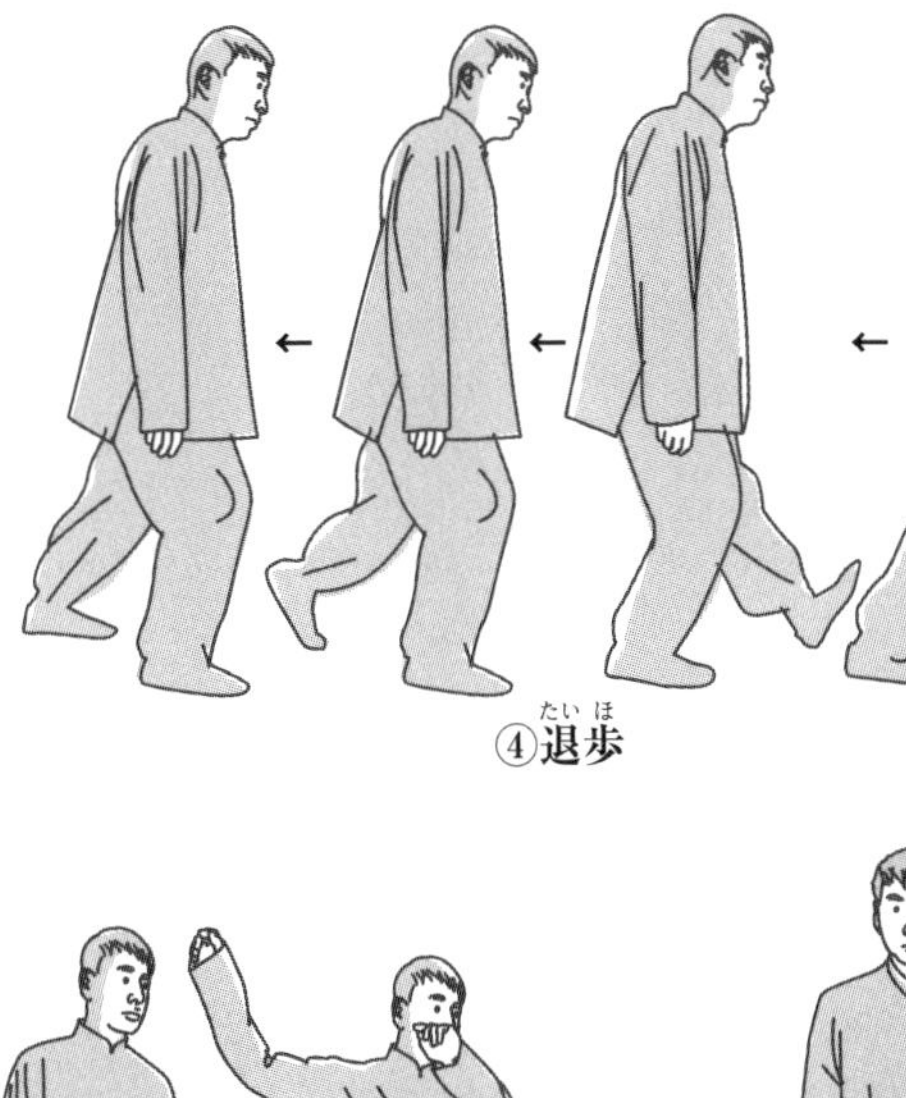
④退歩《たいほ》

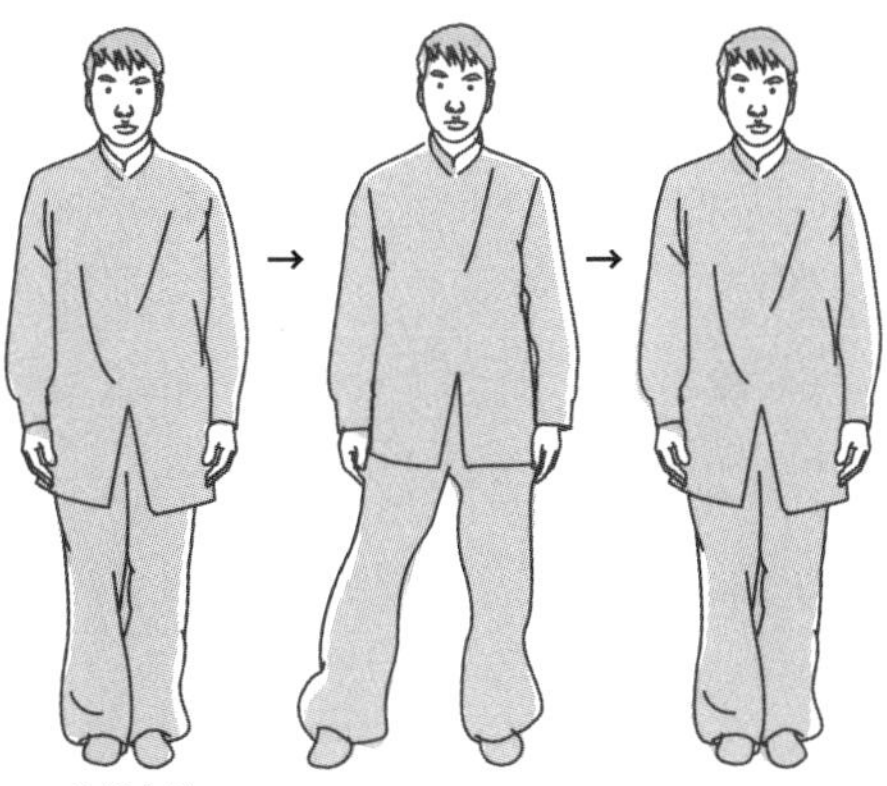
⑤側行歩《そくこうほ》

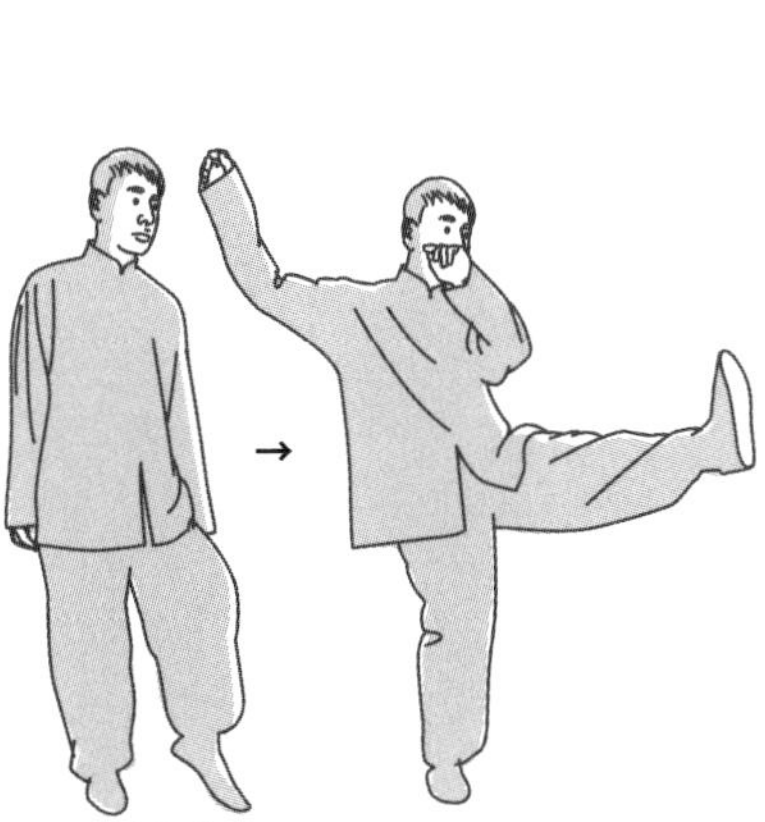
⑥蹬 脚《とうきゃく》

⑧撤歩《てっぷ》…前足を引き上げ、さらに後ろに一歩下げる。

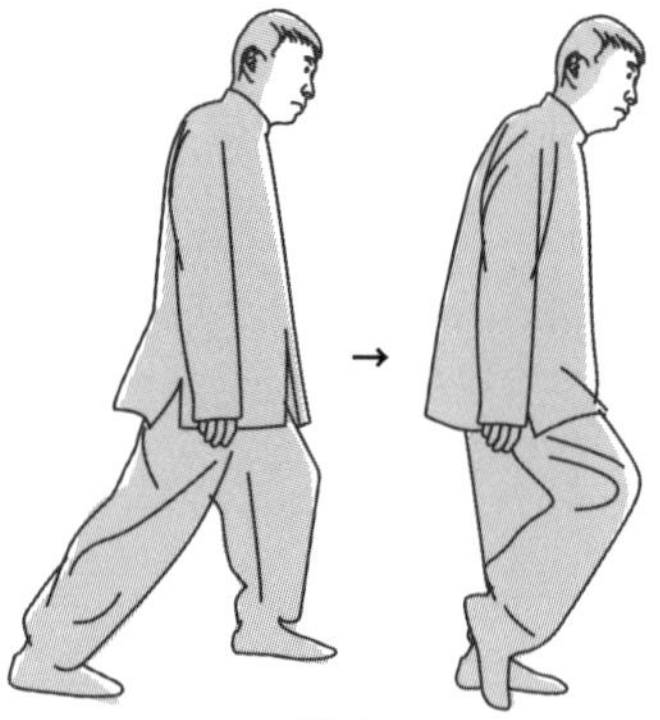

⑦跟歩《げんぷ》

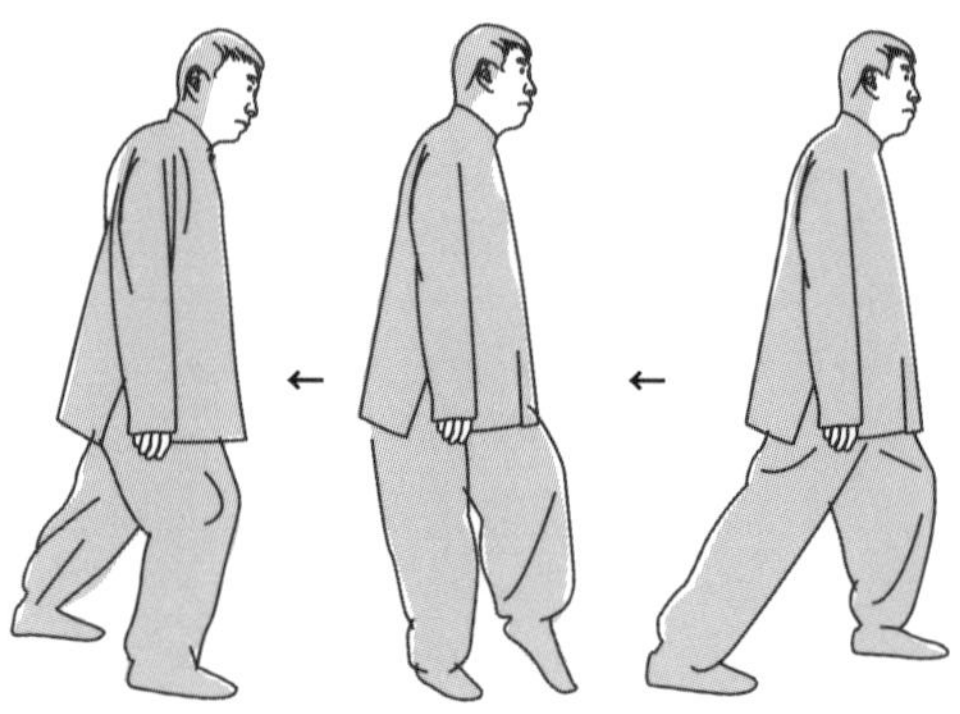

⑧撤歩《てっぷ》

（三）起承転合《きしょうてんごう》

太極拳の運動過程のなかでは「起・承・転・合」の原則が守られなければならない。「起承転合」はもともと中国の漢詩の構成法の一で、物事や物語の展開における四段構成を表わす概念である。わが国では「起承転結」の熟語で知られている。

「起」…移動の開始。前に出した足を下へ降ろし、踵を軽く地面に置き重心をゆっくりと移動させる。

自然歩行のように踵をしっかりと地に降ろし、速やかに重心の移動を行うものではない。

「承」…重心の移動。太極拳の重心移動の特色は「節節貫穿《せつせつかんせん》」と言い、次々と繋がるという意味である。また、意識によって動作をコントロールすることを「蓄勢《ちくせい》」と言う。

「転」…動作の展開。身体を移動するとき、最も大きな転機をなす部分である。諺に「欲前先後《よくぜんせんご》」とあるように、重心の移動に際して、後ろ脚の積極的な伸展によって推進力を出す。その推進力を前脚に送って動力を発生させるのである。因みに動力とは仕事の量をいう。

「虚歩後座《きょほこうざ》」は膝伸筋《ひざしんきん》の効率的な強化を目指す意味もある。

「合」…動作の完成。調和のとれた身心を完成することで、全身としてエントロピーの低い状態あるいは自己組織化力の高い状態になることである。

（四）進中欲退

進中欲退とは一歩進めるときは、かならず一歩退くことを事前に意識しておくことによって危険を回避することができるの意。

（五）邁《まい》歩《ほ》如《じょ》猫《びょう》行《こう》

文字どおり猫のように動くということで、武禹襄も『太極拳解』のなかで「精神は鼠を捕らえる猫のごとし」（神似捕鼠之猫）と記している。鼠を捕らえようとする猫の状態とは、意識の集中によって、静のなかに動の〝機〟を窺《うかが》い、いったん機生じれば瞬時に迅速果敢な動作に移れるようになっていることである。

ところで、脳内物質であるセロトニンの研究の第一人者である有《あり》田《た》秀《ひで》穂《ほ》教授（東邦大学）によれば、セロトニンとは平常心《へいじょうしん》、他者への深い思い遣り、心と身体の調和といった、いわば人間らしい心身を生み出す物質で、これを高める方法の一つとしてリズミカルに歩くことをすすめている。

足音高らかにリズミカルに歩くとなると、北朝鮮の閲兵式《えっぺいしき》を思い出すが、これは規律正しい軍隊だからできることで、一般的には重心を臍下丹田において、音もなく歩くほうがはるかにリズムをとりやすい。だから猫のように歩くことは太極拳だけで特別なことではなく、基本的な物腰として誰もが身につけたいところである。

（六）如履薄氷《じょりはくひょう》

太極拳の歩みは〝薄氷を履《ふ》むがごとし〟と言われている。中国の古典『詩経《しきょう》』にある「おそれつつしむこと、深淵に臨むがごとく、薄氷をふむがごとし」（戦戦兢兢《せんせんきょうきょう》　如臨深淵《じょりんしんえん》　如履薄氷《じょりはくひょう》）が出典で、深淵にのぞんで薄氷を踏むがごとしと危険な場合にのぞむことのたとえに用いられる。

太極拳の場合は、身体の移動は腰部のツボ〝命門《めいもん》〟を中心にして、後ろ足で体重を支えて前足の踵《かかと》にゆっくり体重をかけていきながら前方へ進むわけであるが、全身のバランスをとることによって片方の足にかかる体重をできるだけ増やさないようにすることが重要である。まさに薄氷を履むがごとく歩を進めるのである。

（付）原穴

足首の周囲には、手首と同じように、六つの原穴がある（図7）。まずそれを挙げよう。

太衝《たいしょう》（肝経《かんけい》）
太渓《たいけい》（腎経《じんけい》）
太白《たいはく》（脾経《ひけい》）
丘墟《きゅうきょ》（胆経《たんけい》）
京骨《けいこつ》（膀胱経《ぼうこうけい》）
衝陽《しょうよう》（胃経《いけい》）

その重要性については手首の場合と同様である。

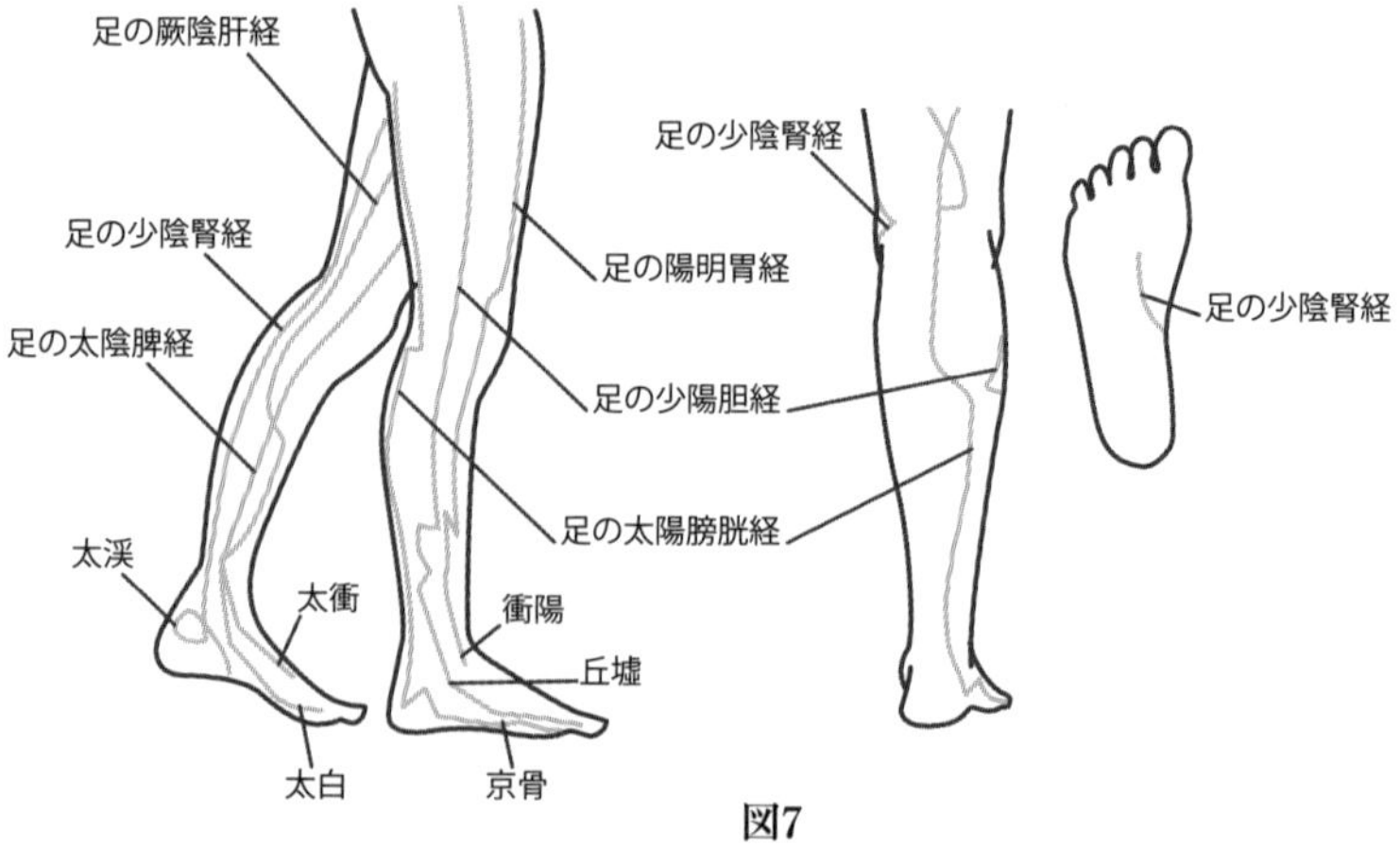

図7

一三　身法――その5（勁《けい》）

「勁」とは中国伝統武術における力の出し方の技術のことである。武術の世界では「発勁《はっけい》」（激しく力を発す）とか「勁道《けいどう》」（勁を通す運動の方向と通過する経路）とかの熟語として使われる。

清代の太極拳の名手、武禹襄《ぶうじょう》の『十三勢行功心解《じゅうさんせいこうこうしんかい》』に気と勁について解説されているが、そのなかに「気は直を以って養えば害は無く、勁は曲を以って蓄《たくわ》えれば余り有り」（気以直養而無害、勁以曲蓄而有余）という一節がある。

気は、大は宇宙から小は私たちの細胞の一つひとつにまで遍《あまね》く存在する生命の根源物質とみなされ、気の運動変化により人体におけるさまざまな生命活動がおこなわれると言われている。

たとえば『黄帝内経《こうていだいけい》』素問《そもん》に「天の気と地の気が結びついて人となる」、あるいは『荘子《そうじ》』知北遊《ちほくゆう》に「気が集まれば生、気が散ずれば死」と論じられているのはこの意味である。

唐代の名家、孫思邈《そんしばく》は「養生の基本は三戒《さんかい》（大怒、大欲、大酔を戒めること）を知ることであるが、さらにもう一つ知らなければならないことは、先天の気を損じることを防ぐことである」と言う。

人間の先天《せんてん》の気《き》は後天《こうてん》の気《き》によって生かされ、後天の気は先天の気を助けることによって増強される。生命はわずかな先天の気に依存し、この先天の気を養うのが太極拳と言ってもよいだろう。

さらに道家では「精を練って気と化し、気を練って神と化し、神を練って虚に還る」（煉《れん》精《せい》化《か》気《き》、煉《れん》気《き》化《か》神《しん》、煉《れん》神《しん》還《かん》虚《きょ》）と言われ、「導引吐納」を養生の神髄としている。

仏家は性と命を重んじ、心静かに真気を養う「坐禅」、「立禅《りつぜん》」にいそしむ。

儒家は「動中に静あり」とし、動の中の静を尊び、静の中に真気が萌《も》えると考える。孟子の「我善く吾が浩然の気を養う」が有名。浩然の気とは天地の間に満ち満ちている非常に盛んな精気をいう。

一方、「勁」は人間の意識・気・力を合わせたもので、太極拳では弧線（弓なりの線）、曲線（ゆるやかに曲った線）、円を描く動作を通して意識・気・力を蓄えるので、そこにある種の余裕が生じる点に特色がある。

太極拳の「勁」には「掤《ほう》・捋《りい》・擠《せい》・按《あん》・採《さい》・挒《れつ》・肘《ちゅう》・靠《こう》・進歩《しんほ》・退歩《たいほ》・左顧《さこ》・右盼《うべん》・中定《ちゅうてい》」（120頁参照）の一三種類があり、これを「太極十三勢《たいきょくじゅうさんせい》」という。それぞれの訓練には非常に複雑なものがあるが、基本的な原則は一つ、武禹襄の『十三勢行功要解』のなかにある「屈と伸、開と合すべて自由自在」（屈伸開合聴自由）と言ってよいだろう。

楊家太極拳の鄭曼青《ていまんせい》は、その著『鄭氏《ていし》太極拳自修新法』のなかで「力は骨より発し、勁は筋より発す」と主張し、また、これも楊家の陳炎林《ちんえんりん》は、その著『太極拳総合教程』のなかで、

力は骨によるので肩背《けんぱい》に没して発することができないが、勁は筋によるので、能く発して四肢に達することができる。

力は有形であるが、勁は無形である。

力は方（四角）、勁は円。

力は滞り、勁は暢やかである。

力は遅く、勁は速い。

力は散じ、勁は集まる。

力は浮き、勁は沈む。

力は鈍く、勁は鋭い。


という特徴を挙げている。

太極拳における最もレベルの高い「勁」は「化《か》・拿《な》・発《はっ》・打《だ》」の四つである。


「化」は柔化すること。

「拿」はつまむのではなく、相手の勁路（力の方向、力の通路）を閉じて、力を出させないこと。

「発」は、力を蓄える場合は弓の弦《つる》を引き絞るように全身の力を上腕に集中させ、勁を発射する場合は箭を放つようにすること（蓄勁如張弓、発勁如放箭）。

「打」は、接吻をするがごとくに相手を近づけて相手を打つこと（打人如親嘴）。


また、「借勁《しゃっけい》」、「化勁《かけい》」、「発勁《はっけい》」、「剛勁《ごうけい》」、「柔勁《じゅうけい》」、「走勁《そうけい》」、「黏勁《ねんけい》」など、さまざまな「勁」を身につけるには、剛柔の方法、虚実の方法をよく知っていなければならない。

王宗岳の『太極拳論』に「人が剛、我が柔、これいわゆる〝走〟のこと、我が順、人が背、これいわゆる〝黏〟のこと」（人剛我柔謂之〝走〟、我順人背謂之〝黏〟）とあるが、前句は「走化勁《そうかけい》」、後句は「黏化勁《ねんかけい》」と呼ばれている。

「走化勁」は相手の方が「剛」（自分より強い）である場合、相手の力の方向、速度などに対してこちらの身体の部位、受ける角度を変えて分散して流し、少ない力で変化していく、つまり、相手が「剛」なら、こちらは「柔」になって受け止めるのである。

「黏化勁」は自分の「丹田」と「命門」を中心に回転して相手を受け入れながら、相手の力を流す。両者ともに接触する身体と手に粘《ねば》りを感じるのが特徴である。そして、このとき、自分は有利な体勢「順」になっており、相手は不利な体勢「背」になって崩されている。

一四　左《ひだり》摟膝拗歩《ろうしょうほ》

太極拳の代表的な動きである〝摟膝拗歩〟を例に、身法、心法そして呼吸の要求について見てみよう。（ツボの位置は次頁の図8参照）

（一）身法の要求について

（1）まず左足を踵から前に出し、地面に着く。足の親指を上にあげ、「大敦《だいとん》ツボ」（足の厥《けつ》陰肝経《いんかんけい》）が鼻尖を刺すように意識する。徐々《じょじょ》に膝を曲げ（膝先は足先を越えない）、「大敦ツボ」と足裏中央の「湧泉《ゆうせん》ツボ」（足の少陰腎経《しょういんじんけい》）を貫通させ、左股関節は右股

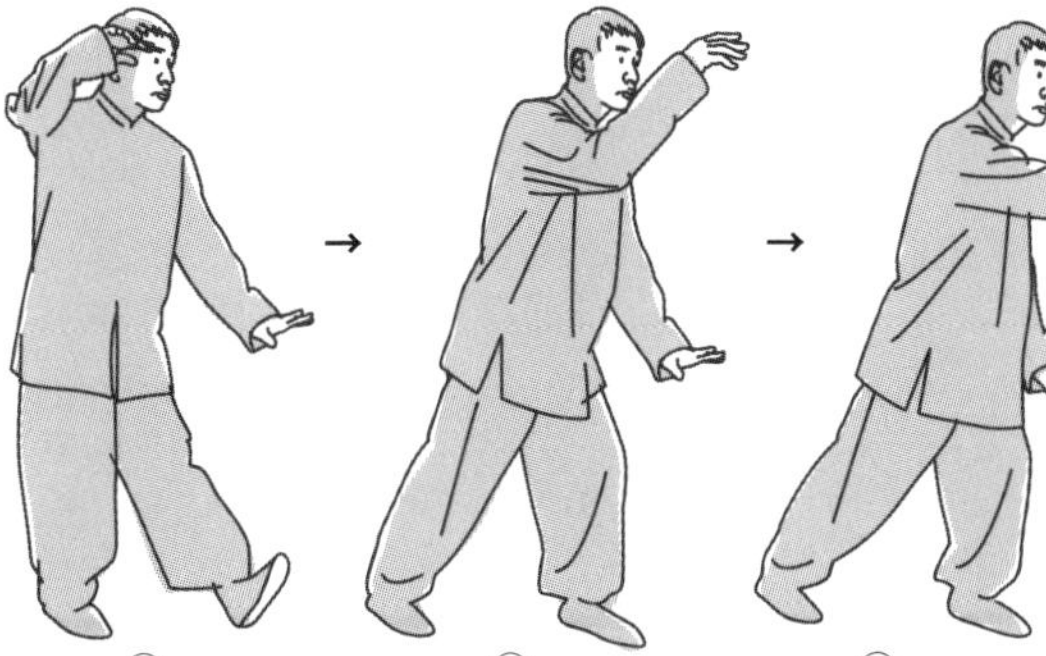

①　②　③

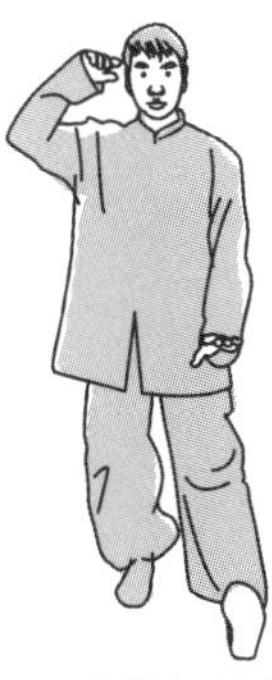

※正面図

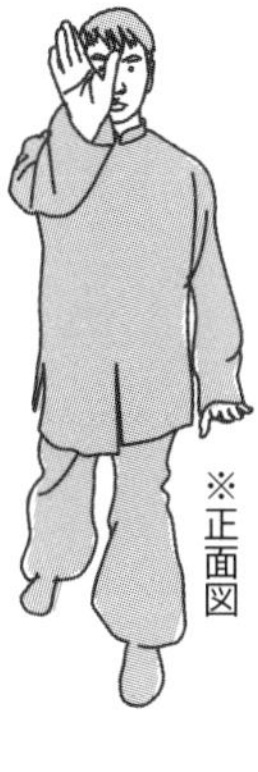

※正面図

左《ひだり》　摟膝拗歩《ろうしょうほ》

関節を左前方に引き、右股関節は左股関節を左前方に押し出すような気持ち。

そして重心が左足に移る。右脚を伸ばして（後足の踵は上がらない）、踵はやや外側に開く。後足に体重の二〇パーセントを、前足に八〇パーセントをかけ、両股関節の「気衝《きしょう》ツボ」（足の陽明《ようめい》胃経《いけい》）を絞《し》める。

意識を右の「環跳《かんちょう》ツボ」（足の少陽胆経《しょうようたんけい》）におき、左膝関節の「陰陵泉《いんりょうせん》ツボ」（足の太陰《たいいん》脾経《ひけい》）に合わせる。

（2）左手のひらの「労宮《ろうきゅう》ツボ」（手の厥陰心包経《けついんしんぽうけい》）を左足の親指にある「大敦ツボ」に合わせ、腰の左回転に導かれて、手の親指の「少商《しょうしょう》ツボ」（手の太陰肺経《たいいんはいけい》）を膝の前の「陰陵泉ツボ」から「陽陵泉《ようりょうせん》ツボ」（足の少陽胆経《しょうようたんけい》）に通して、左股関節の外側まで押えながら払って、「風市《ふうし》ツボ」（足の少陽胆経）の傍にきて、左手のひらを下に向け、五指と虎口（第一指と第二指で虎の口

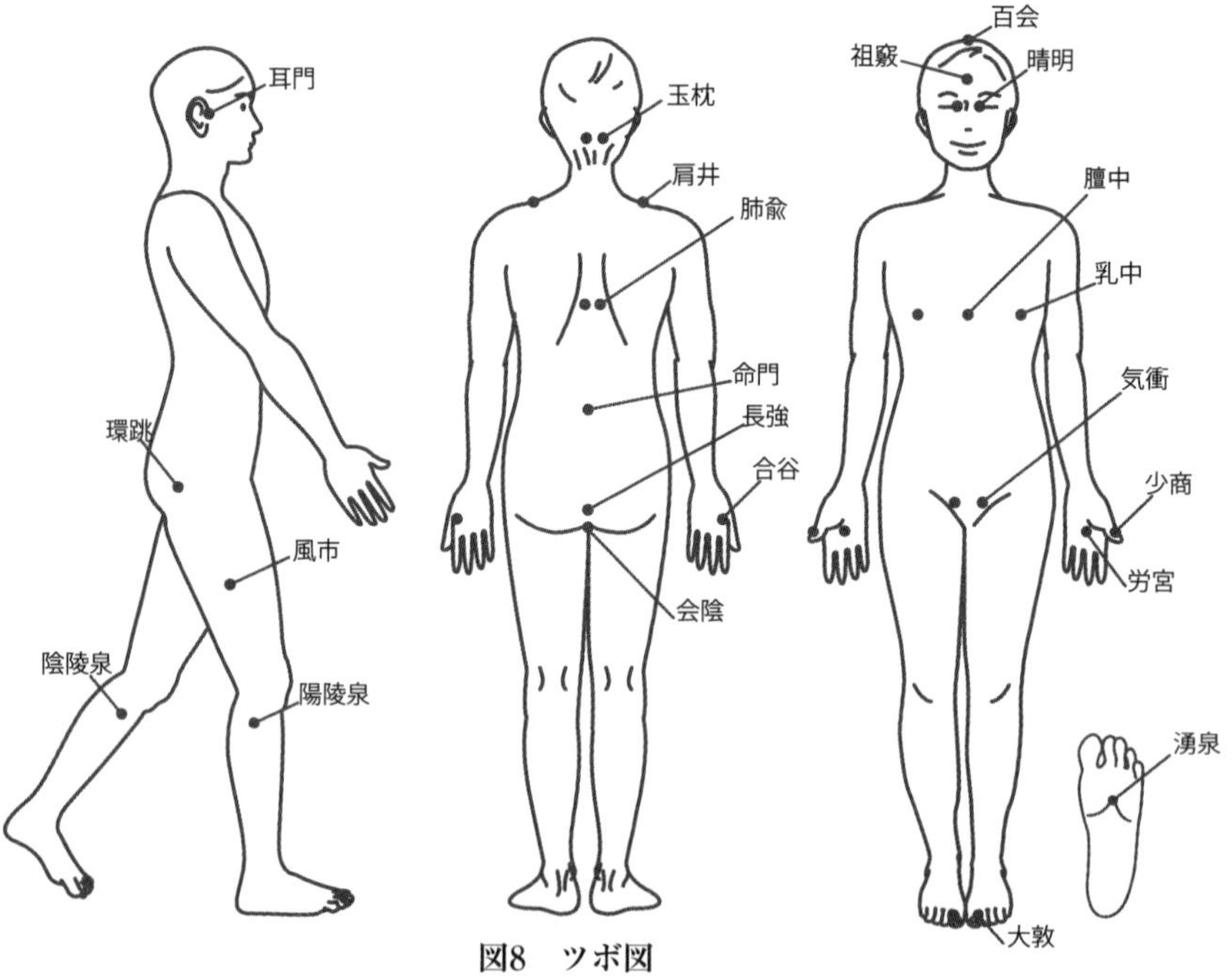

図8　ツボ図

の形に）を前に向けて地面を押す。

右手の「合谷《ごうこく》ツボ」（手の陽明大腸経《ようめいだいちょうけい》）は頭部の右側「耳門《じもん》ツボ」（手の少陽三焦経《しょうようさんしょうけい》）に合わせ、右手の薬指、次に中指、人差し指、親指の順に導き、順に針の目に糸を通すようにおこなう。右耳側から口の前を通り、手のひらを内旋して、手首をゆっくり立てながら弧線から直線的に前に押し出す。

（3）イラスト「左摟膝拗歩」の③の勢は太極拳の最も基本的な架式《かしき》（構え）の一つであり、鼻尖・膝尖・足尖が縦一直線上にそろう。これを「三尖相照《さんせんそうじょう》・上下一条線」という。

身体の上・中・下の三点が意識する方向に統一して協調して動く。つまり、胴体、腰、手足、顔面の回転と動きの方向・角度・速度が一致する。これを「他人の力を借り、返す時に真っ直ぐ」（力従人借・専主一方）という。

（4）太極拳歩法の移動は「邁歩如猫行」、「如猫捕鼠」といわれている。歩き方は猫のような忍び足。また、鼠を捕えようとする猫の様子とは、静の中に勢を蓄えて、いったん「機」あらば、その瞬間に迅速果敢な動作に移れるようになっていることである。

（5）「摟膝拗歩」の意・気・力の伝導については、まずは前に出す足の踵に意識を集中して地面に着け、体重を足から膝、股関節、腰、胴体、背中、肩、肘、前腕、そして最後に拳と掌に伝導して放つのである。

（6）外形の要求については左のごとくである。

「沈肩垂肘《ちんけんすいちゅう》」肩を沈め肘を垂らす。
「肘不過膝《ちゅうふかしつ》」肘は膝を越えない。
「鬆腰鬆胯《しょうようしょうこ》」腰と股関節をゆるめる。
「坐腕展指《ざわんてんし》」手首を安定させ指を伸ばす。
「歛臂収腹《れんでんしゅうふく》」尻をしめ腹部を内におさめる。
「手追眼神《しゅついがんしん》」手は目線を追いかける。
「身宜中正《しんぎちゅうせい》」身体は中正を保ち前傾しない。

(二) 心法の要求について

(1)「気貫丹田《きかんたんでん》」丹田から真気を、股関節の「気衝《きしょう》ツボ」(胃経)に貫通させ、さらに尾骶骨の「会《かい》陽《よう》ツボ」(膀胱経)から「長強《ちょうきょう》ツボ」(督脈《とくみゃく》)、そして「会陰《えいん》ツボ」(任脈《にんみゃく》)、つづいて腰部の「命門《めいもん》ツボ」(督脈)へと精気を貫通させ刺激する。

これによって真気は充実し、督脈から上に貫通し、「以心行意・以意導気・以気運身」になり、煉精化気を達成することになる。

(2)「涵胸抜背《かんきょうばっぱい》」胸部をゆるめ背中を少々上に引き抜き、真気を両側の「乳中《にゅうつう》ツボ」(足の陽明胃経)から「気衝ツボ」に貫通させ、中丹田と下丹田の上下を真気が巡るようにする。

こうすることによって、頭頂部の「百会《ひゃくえ》ツボ」（督脈）から入った天の気が無理なく自然に下丹田に貫入して、練気化神となる。

楊澄甫の『太極拳説十要』に「抜背」について次のように記されている。

「抜背は、すなわち気を背に貼する。含胸を能くすれば、すなわち自ら抜背を能くし、抜背を能くすれば、すなわち力を背より発するを能くし、向かうところ敵なし」と。

（3）「尾閭中正《びろちゅうせい》・神貫頂《しんかんちょう》」上中下の三つの丹田を貫通して、真気《しんき》が任脈と督脈を巡り、小周天《しょうしゅうてん》ができあがり、真気は下から上に達する。これを〝煉神還虚《れんしんかんきょ》〟という。

こうして外見の技に意識のはたらきが加わることによって、心と意が合い、意と気が合い、気と力が合うことになり、これを「神を打つ」という。

（4）「神」とは精神活動の総称で、神の現われは視線であり、目は心霊の窓といわれている。たとえば、「摟膝拗歩」では、まず足の踵（足の根）から地面に着く。このとき真気は陰陽二蹻《きょう》脈《みゃく》*に沿って上行し、目の「晴明《せいめい》ツボ」（足の太陽膀胱経）に至る。

視線は、左足を出すときは、まず右後ろから左へ、そして前方へ移動させる。右足を出すときは、まず左後ろから右へ、そして前方へ。

ここで精神を集中させ、「心神を安定させ、容貌や外見に心神の乱れを表さない」（神宜内斂、神情自若《しんじょうじじゃく》）の状態をつくるのである。

＊蹻脈《きょうみゃく》……奇経八脈に属し、陰蹻脈と陽蹻脈があり、流れは次頁の図を参照。両経とも踵骨《かかと》からはじまり眼

に至る。（図9、図10）

（三）呼吸の要求について

ここでは腹式呼吸法と命門《めいもん》呼吸法を紹介する。

腹式呼吸法

左手は手のひらの「労宮《ろうきゅう》ツボ」を左足親指の「大《だい》敦《とん》ツボ」に合わせ、同時に右手の「合谷《ごうこく》ツボ」（手の陽明大腸経）は頭部の右側「耳門《じもん》ツボ」に合わせ、息を鼻から吸う。

このとき左手は下に押し（下按）、右手は引き上げて（上提《じょうてい》）、上から下へ真気を貫通させる。

次いで、「大敦ツボ」を「湧泉《ゆうせん》ツボ」に貫通させて重心を左足に移す。鼻尖・膝尖・足尖が「三尖相《さんせんそう》照《じょう》」になると同時に右手を直線的に前に押し出す。息を鼻から吐く。

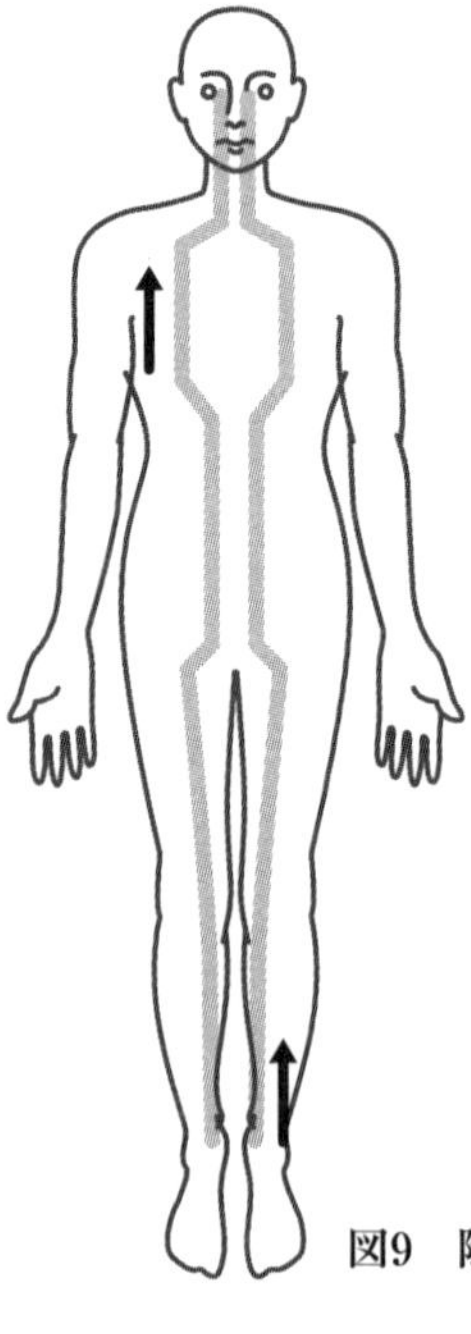

図9　陰蹻脈

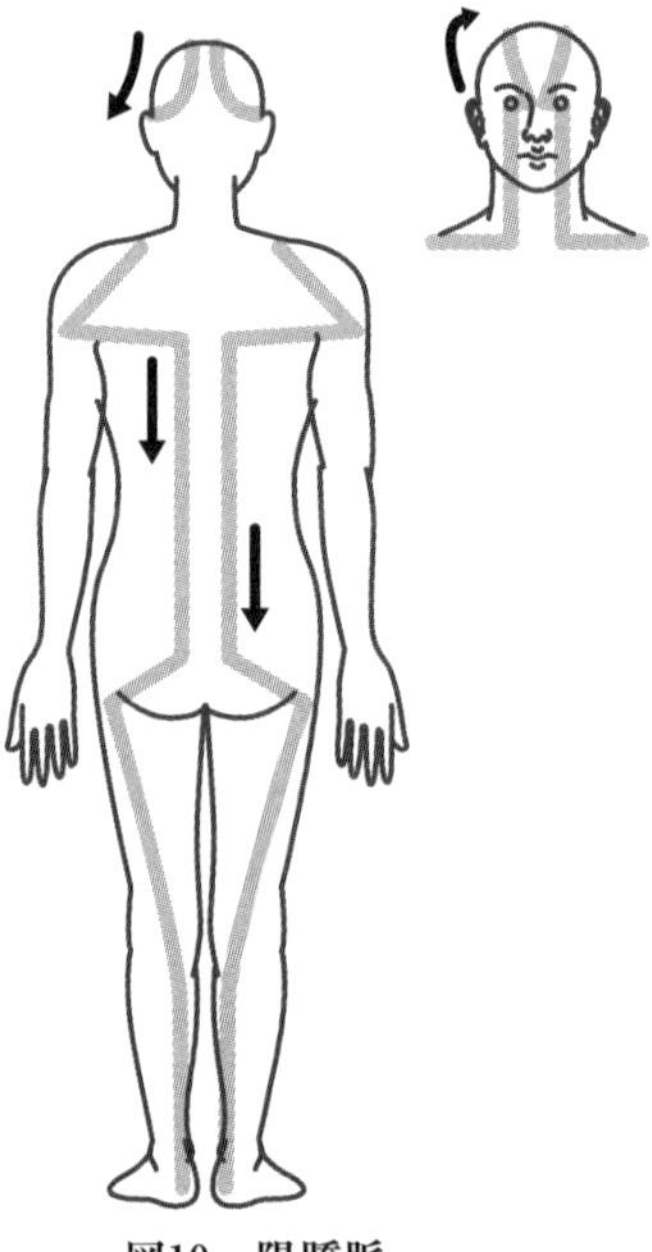

図10　陽蹻脈

命門呼吸法

手を引きあげる（上提）ときに息を吸い、臍《へそ》が腰部の「命門《めいもん》ツボ」（督脈《とくみゃく》）に近づくように意識し、息を吐きながら手を押し出すときに、「命門ツボ」が臍に近づくように意識する。

つまり逆《ぎゃく》腹式呼吸である。

一五　技法

（一）技法とは

太極拳の技とは攻撃と防御にかなった一つひとつの動作をいい、その技を武術としての目的を達成するために最適かつ完全にまとめたものを法といい、合わせて技法という。

太極拳の技法は太極、陰陽、八卦、五行という伝統的な哲学理論に基いており、王宗岳《おうそうがく》は『太極《たいきょく》拳釈名《けんしゃくめい》』のなかで次のように記している。

八卦の四つの正方向（東・西・南・北）を四正手《しせいしゅ》といい、「掤《ほう》」、「捋《りぃ》」、「擠《せい》」、「按《あん》」がある。八卦の四つの四隅《しぐう》方向（東南・西南・東北・西北）を四隅手《しぐうしゅ》といい、「採《さい》」、「挒《れつ》」、「肘《ちゅう》」、「靠《こう》」がある。

さらに五行（木・火・土・金・水）にもとづいた歩法を五歩といい、「進」、「退」、「顧」、「盼」、「定」がある。

以上をまとめて、太極の「八門五歩」ともいい、「十三総勢」ともいう。

技法としては「手法《しゅほう》」、「歩法《ほほう》」、「腿法《たいほう》」、「眼法《がんぽう》」、「椿功《とうこう》」、「套路《とうろ》」、「対練《たいれん》」、「推手《すいしゅ》」、「散手《さんしゅ》」および「経穴と経絡」とがあるが、いずれもその構成要素は「十三総勢」からなる。

（二）太極十三勢

四正手

①掤勁《ほうけい》…掤は撥《は》ね上げるの意。「柔らかく絶えまないバネの力」（綿軟不断的弾簧勁）と言われている。

ちなみに『太極拳拳譜《けんぷ》』には、「掤勁の意味は、水が舟を載《の》せるがごとく、まずは丹田に気を籠めて、次に頭部を固定し、全身はバネとなり、開合をコントロールし、千金の重みが来ても、これを自由自在に載せる」（掤勁意何解？　如水負舟行、先実丹田気、次要頂頭懸、全体弾簧力、開合一定間、任有千金重、漂浮亦不離）とある。

掤は八法のなかで最初に挙げられていることをみても、最重要視され「八法のなかでも一番は掤」（八法掤為首）という諺があるくらいだ。（ツボ図は96頁の図6、１０６頁の図7、１１２頁の図8参照）

『太極拳釈名』によれば、「掤勁」は、八卦のなかの「坎《かん》」にあたる。「坎」は水の象徴にして方位は北。その図形は☵。人体では「会陰《えいん》」の経穴にあたる。会陰は「任脈《にんみゃく》」と「督脈《とくみゃく》」が発するところで陰陽二気の合するところ。だから「掤勁」を用いるときは「会陰」に意識を集中する。

『身法《しんぽう》備要《びよう》』のなかの「方円論《ほうえんろん》」を思い出していただきたい。たとえば太極拳の「弓歩站樁《きゅうほたんとう》」について、その外見は直角三角形になるとしている。左弓歩の場合、左「膝尖《しっせん》」から上方へ「鼻尖《びせん》」まで、下方へ「湧泉《ゆうせん》」までが直線となる（B—C）。腰部の「命門《めいもん》」から下方へ「湧泉」まで、上方は「百会《ひゃくえ》」までが直線となる（A—B）。そして左右の湧泉を結ぶ直線（A—C）。

かくして人体の直角三角形が出来上る。どんな強力な相手を前にしても、この三つの辺の長さを随時変化させることによって対応できる技法である。

さらに、掤勁は「身の弓」とされ、これは身体の一部の力ではなく、「身の弓」全体の力によって「勁」になることを忘れてはならない。矢を放つとき、矢を押し出す力は、弓全体から出ているのである。なお、この「身の弓」と「四肢の弓」と合わせて「五弓《ごきゅう》」と呼ぶ。

②擠勁《せいけい》…両前腕を丁字形にして全身を前に割り込ませていく攻法。『太極拳釈名』によれば、「擠勁」は八卦のなかの「震《しん》」。雷の象徴であり、方位は東。五行の木に属す。図形は☳。人体では「夾脊《きょうせき》」と「命門」にあたる。どちらも全身の陽気の集まるところ。「擠勁」を用いるときはこの二つのツボを意識する。下半身は「掤勁」

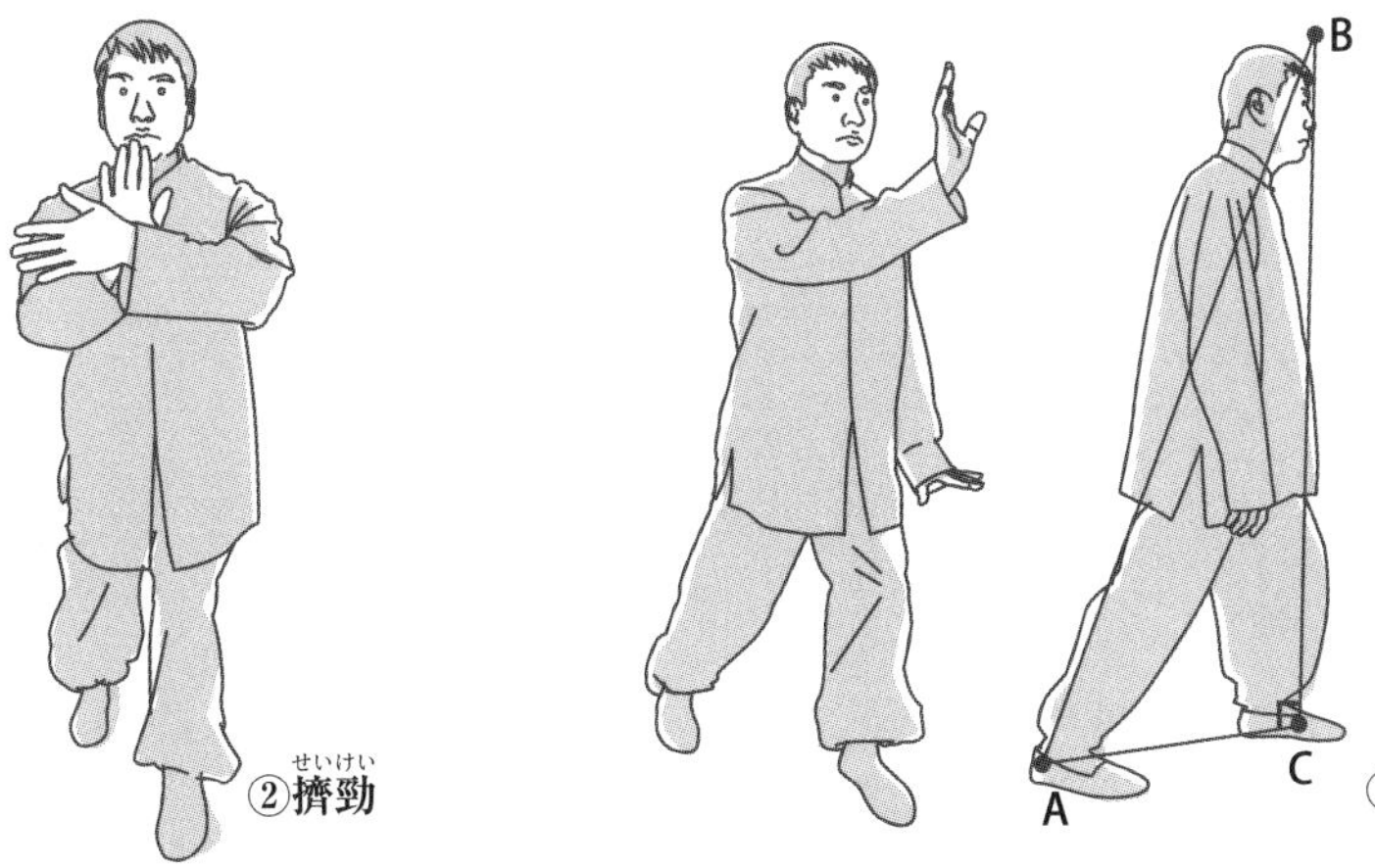

①掤勁《ほうけい》

②擠勁《せいけい》

と同じく直角三角形を成す。

左の「擠勁」を例にとれば、左手首内側のツボ「大陵《たいりょう》」（手の厥陰心包経）と、右手首内側のツボ「大陵」とを合わせ、両前腕を丁字形にする。そして、右手首外側のツボ「陽池《ようち》」（手の少陽三焦経）を「中丹田《ちゅうたんでん》」に合わせ、「中丹田」は背中のツボ「夾脊《きょうせき》」（各棘突起*間、外方五分にあるツボ、胸椎1～腰椎5まで34穴）に合わせる。

両足底の「湧泉」がしっかりと大地を踏み、意識を「命門」と「夾脊」のツボから中丹田に移動。さらに右の「陽池」「大陵」と移動させ、最後は左の「陽池」が前に出ていくことによって「擠勁」が完成する。

＊棘突起……椎弓の後面正中部から後下方に向かって伸びている突起。脊柱の連結をいとなむ靱帯や脊柱の運動を行う筋が付く。（**図11**）

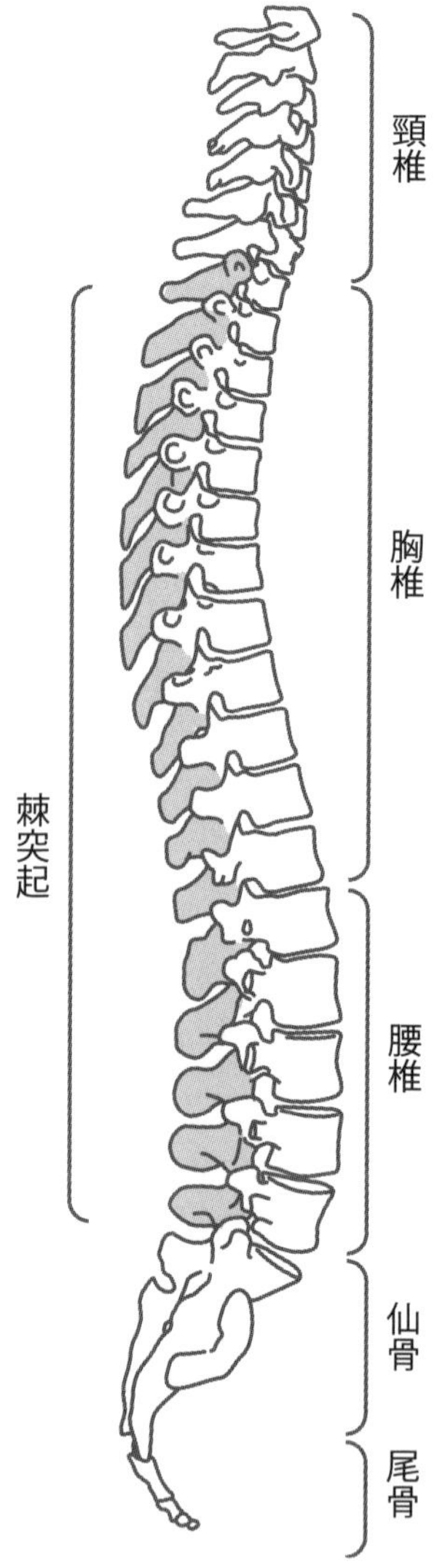

図11

③捋勁《りいけい》…防御の方法。相手の突きを両手または片手で取って、腰の回転で横に流す。

『太極拳釈名』によれば、「捋勁」は八卦のなかの「離《り》」。火の象徴で方位は南、五行の火に属す。図形は☲。人体では「祖《そき》竅《ょう》」のツボにあたり、「上丹田」という。上丹田は意識の集まるところ。「捋勁」は防守が変化するときに重要なツボである。図形は上下が陽で真ん中が陰。「剛中有柔、陽中有陰」の意。すなわち「捋」は中を虚にすること。「中に隙間があって空気が入り、はじめてたきぎも燃える」（火従虚生）という諺もある。外は炎上、内は虚ということで、自分の「下丹田」と「命門」を虚にして、「祖竅*」（上丹田）に意識を集めて、腰を回転させることによって相手の突きを横に流すのである。

『太極拳拳譜』には「相手をその方向に導いて前に行かせる」（引導使之前）とある。

＊祖竅《そきょう》……顔面の、いわゆる第三の目が開くツボ。上丹田の入り口。眉間《みけん》のやや上、もしくは印堂穴《いんどうけつ》で取る。

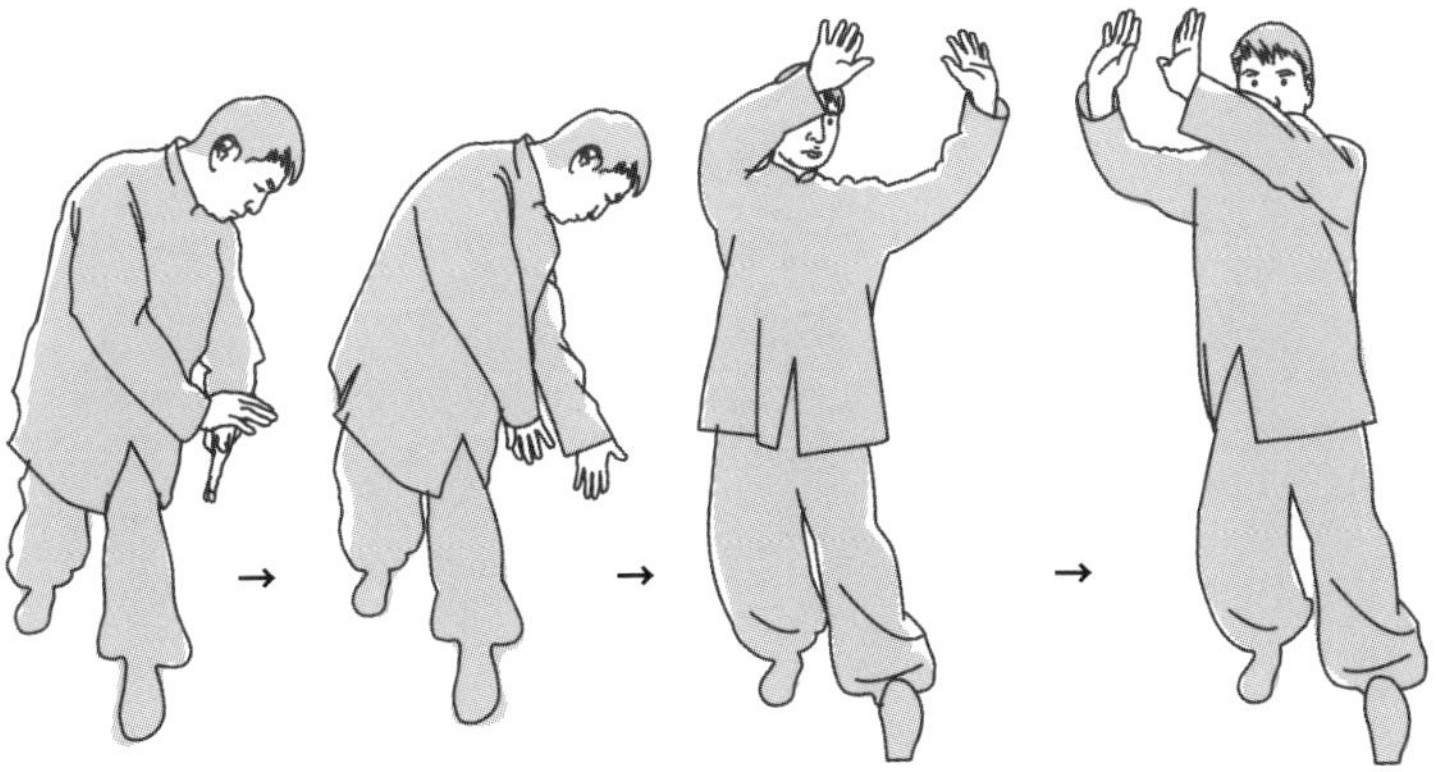

③捋勁《りいけい》

④按勁《あんけい》…防御の方法。前へ、あるいは下へ押えることによって相手の技を左右、上下に別けて分散させる技。

『太極拳釈名』によれば、「按勁」は八卦のなかの「兌《だ》」。澤の象徴で方位は西。図形は☱。人体では「膻中《だんちゅう》」のツボにあたり、「中丹田」という。

☱のとおり上が陰で中と下が陽。したがって「按勁」を用いるときは胸部の「中丹田」を虚にして、「下丹田」と「命門」に意識を集中する。

四隅手《しぐうしゅ》

⑤採勁《さいけい》…つまみ取ること。「下丹田」と「命門」に意識を集め、腰を回転させながら、相手の腕を手の平で斜め下方に引き込む。

同じく『太極拳釈名』によれば、「採勁」は八卦の中の「乾《かん》」。天の象徴。方位は北西。

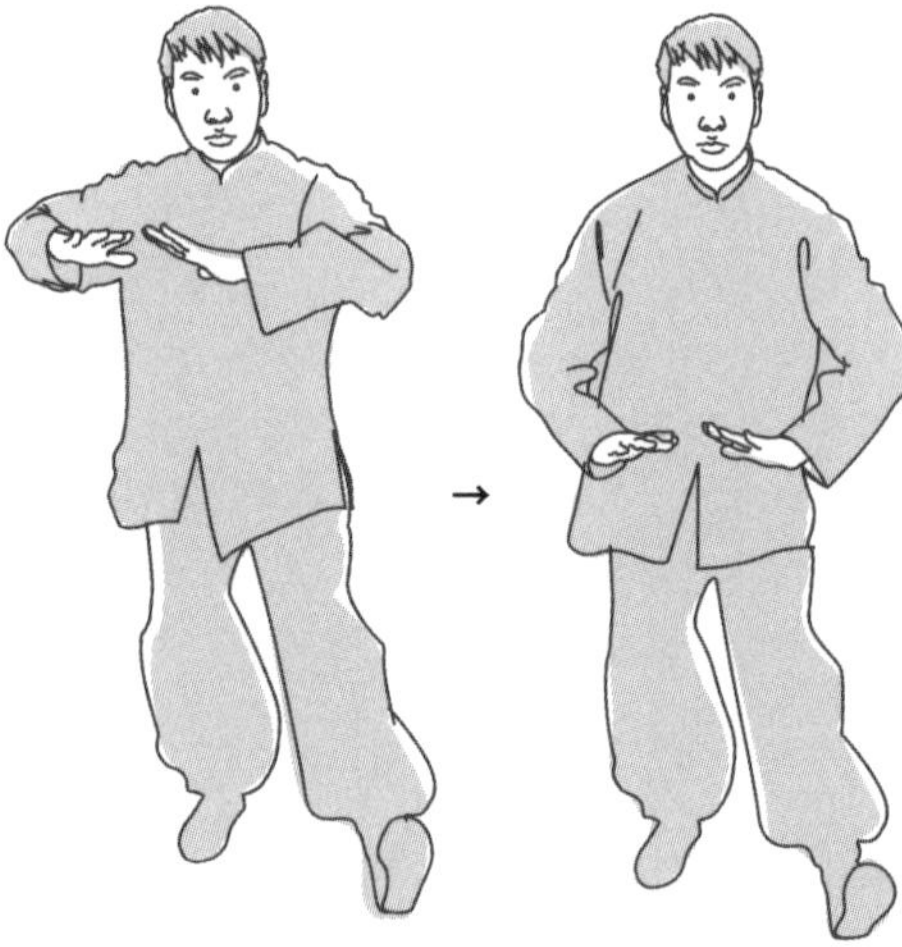

④按勁《あんけい》

図形は☰。人体では、肩胛骨《けんこうこつ》内側の「肺兪《はいゆ》」のツボにあたる。

「採勁」は物理学の梃子《てこ》の原理によって、大きなものを僅かな力で動かすのが特徴。梃子の原理とは棒の一点を支点とし、小さな力を支点から遠い点（力点）に加えると支点に近い点（作用点）で大きな力が得られるということで、小さな運動を大きな運動に変える。

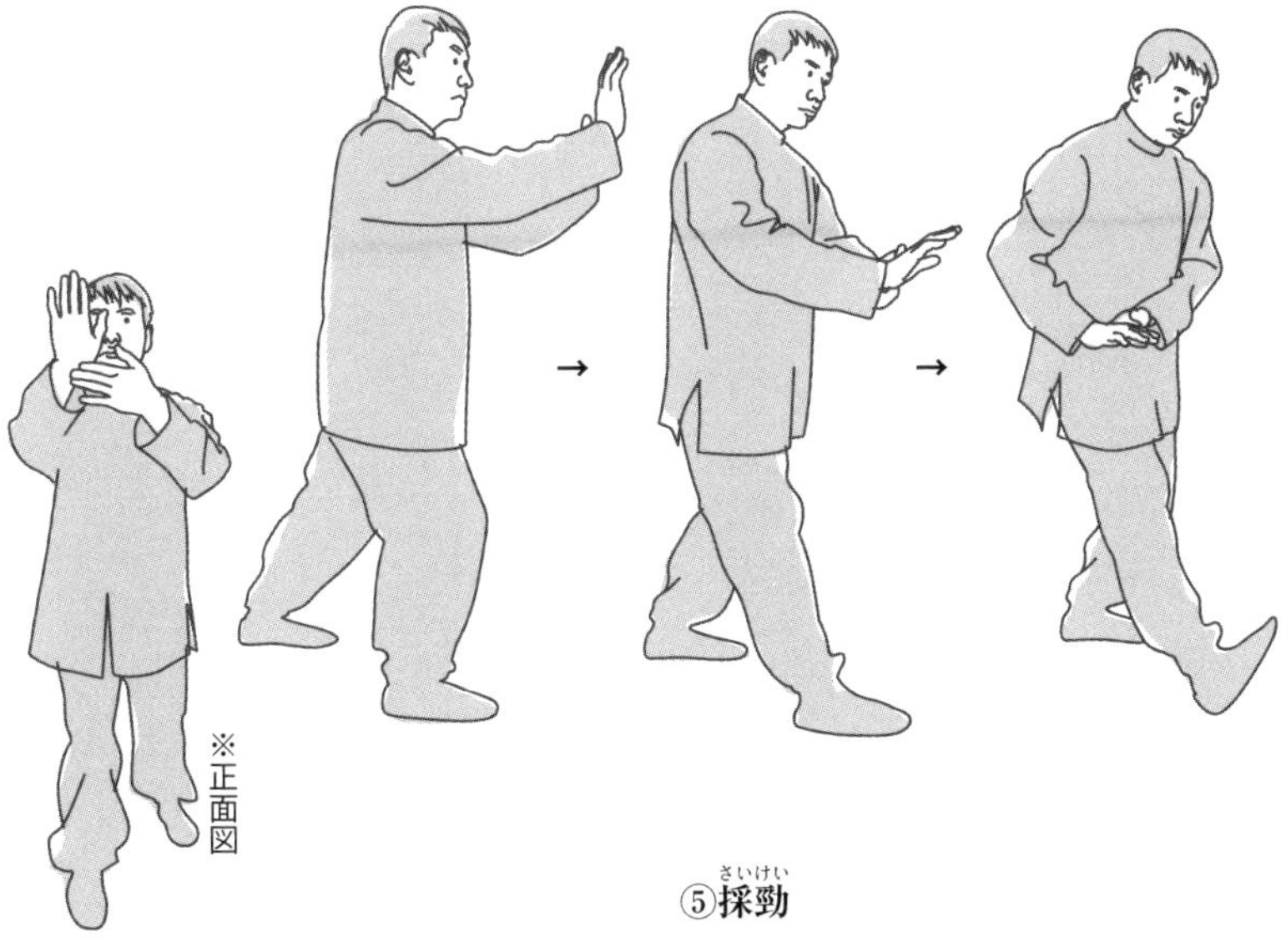

⑤採勁《さいけい》

⑥捩勁《れつけい》…捩《れつ》とは引き裂く、あるいは分ける意。下丹田と命門を中心とする腰の円運動によって相手の攻撃を手で斜め内外に引き裂く。捩勁は八卦の中の「坤《こん》」。地の象徴。方位は南西。その図形は☷、すべて陰。人体では「下丹田」のツボにあたる。

腰を中心にした円運動の角度、速度、方向によって間合いを大きくとり大きな円運動にすれば防御に有利、間合が近ければ攻撃への転換が速やかになる。

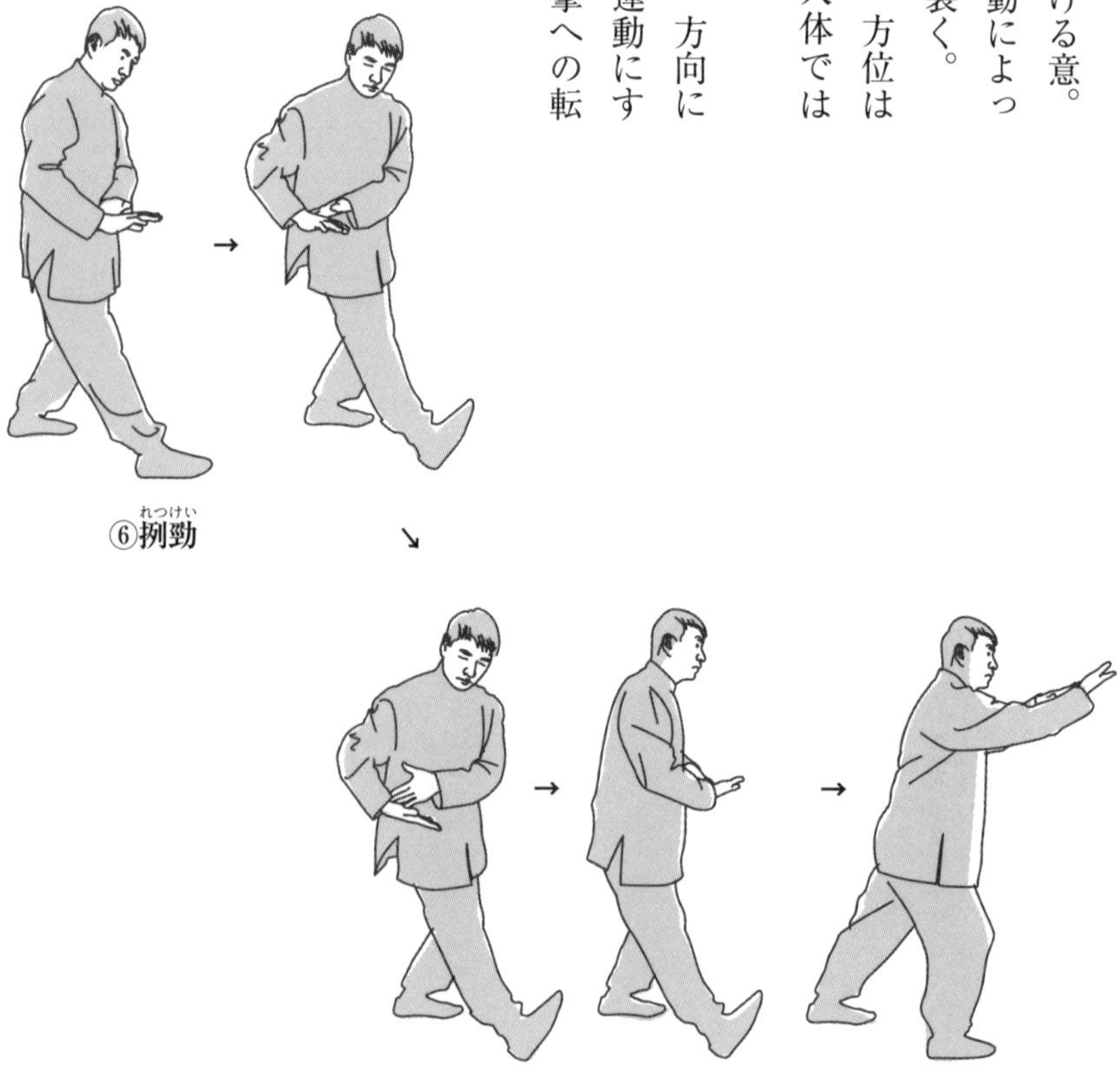

⑥捩勁《れつけい》

⑦肘勁《ちゅうけい》…至近距離で肘で突く技法。
八卦のなかの「艮《ごん》」。山の象徴。方位は北東。図形は☶。人体では「肩井《けんせい》」のツボにあたる。「下丹田」と「命門」を中心に、手の「労宮」と肩の「肩井《けんせい》」に意識を集めて肘関節で突く方法。

⑧靠勁《こうけい》…靠とは凭《もた》れ掛かる意。靠《もた》れ掛かるとも書く。相手に凭れ掛かるようにして、肩、胸、胴体、股関節、膝、頭などを相手の身体に接触させ、上肢あるいは下肢の根節（肩関節および股関節）を使って相手を攻める。
八卦の中の「巽《そん》」。風の象徴、方位は南東、その図形は☴、人体では「玉枕《ぎょくちん》」のツボにあたる。

たとえば相手の前額を突くときはわが玉枕を相手の鼻尖に合わせて突く。

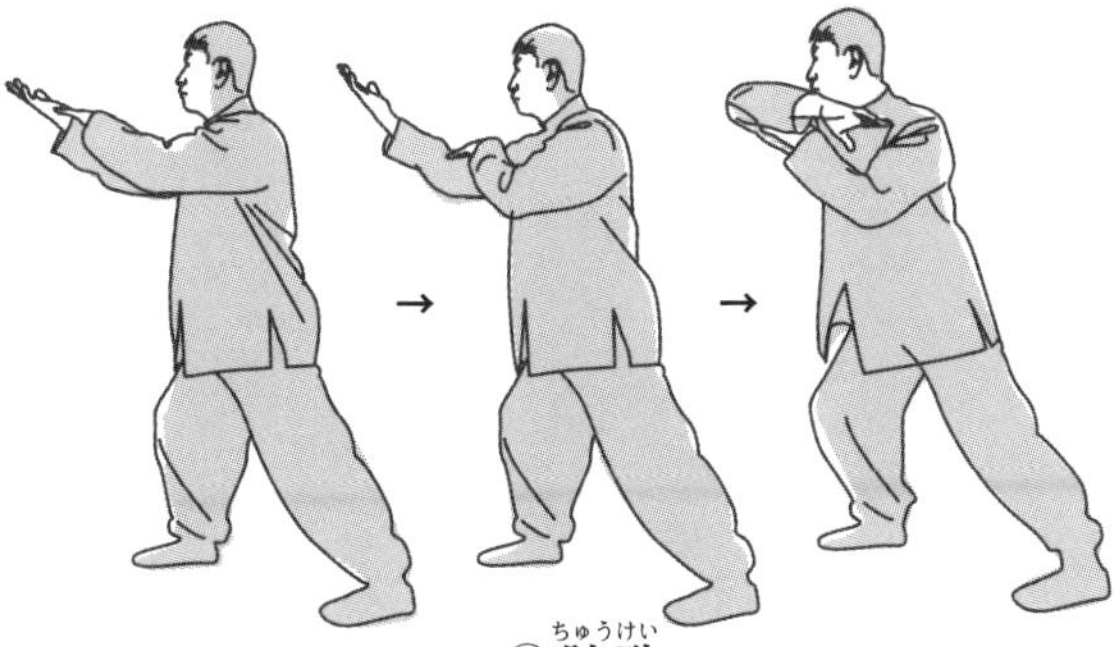
⑦肘勁《ちゅうけい》

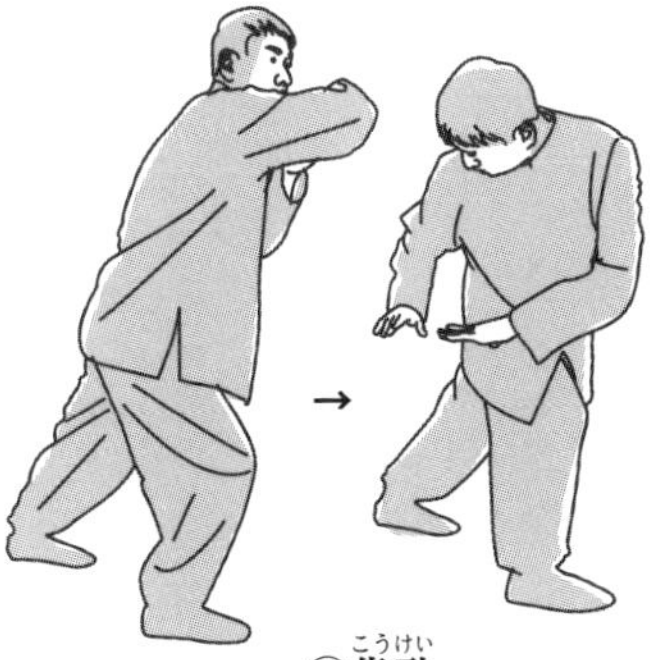
⑧靠勁《こうけい》

五歩

足の運び方であるが、五歩とは、進歩、退歩、左顧《さこ》、右盼《うべん》、中定《ちゅうてい》である。五行では金、木、水、火、土にあたり、方位では北、南、東、西、中央。人体のツボでは「会陰」、「上丹田」、「夾脊」、「中丹田」、「下丹田」にあたる。

太極拳では四肢を「根」、「中」、「梢」の三節に分ける。下肢では股関節が「根」、膝関節が「中」、足首が「梢」ということになるが、武禹襄の『十三勢説略』に「その根は脚に在り、勁は腿において発し」（其根在脚、勁発于腿）とあるように、人体すべての「根」を脚すなわち足におく場合もある。

⑨進歩と⑩退歩…前進と後退である。諺に「前進したければ、会陰に集中しながら目を上前方に向ける」、「後退したければ

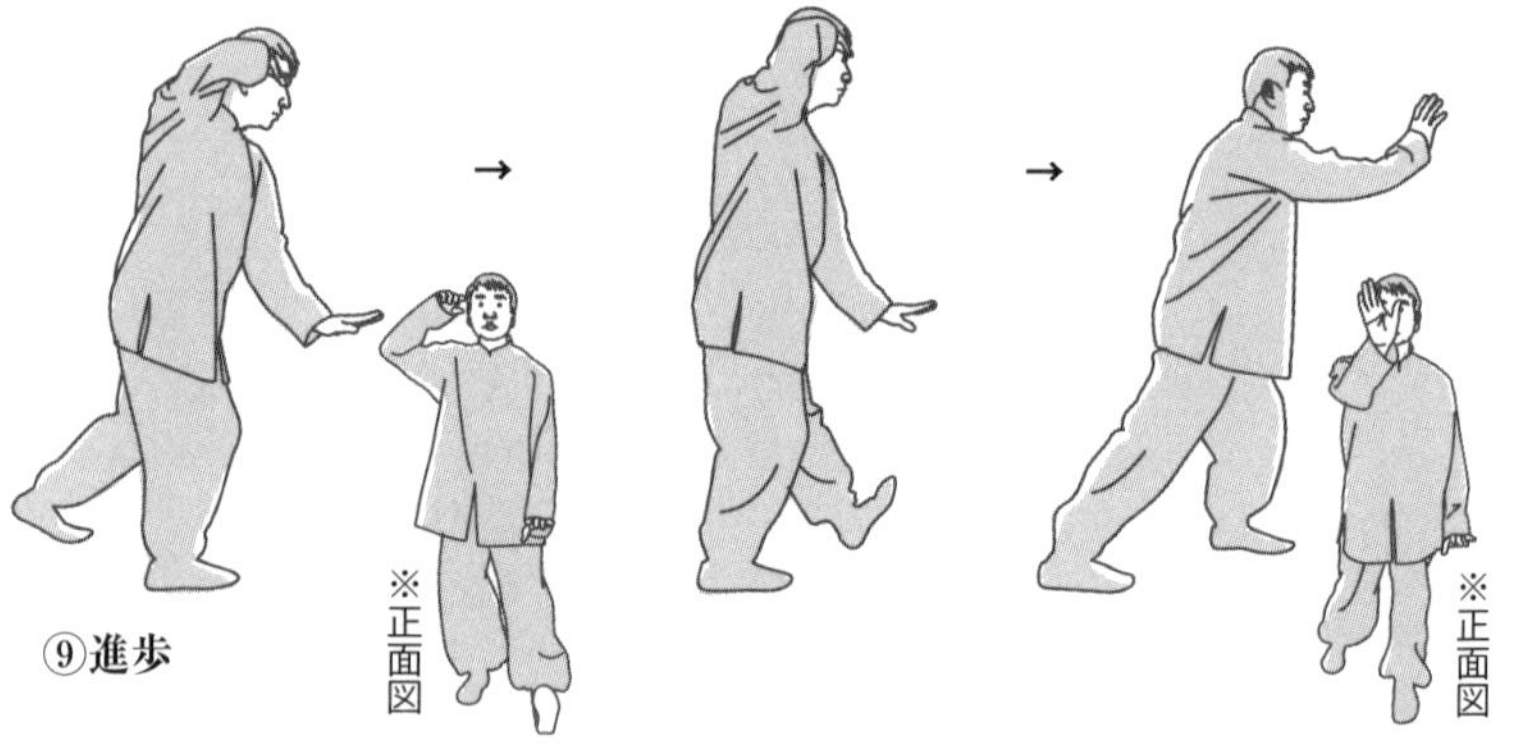

⑨進歩

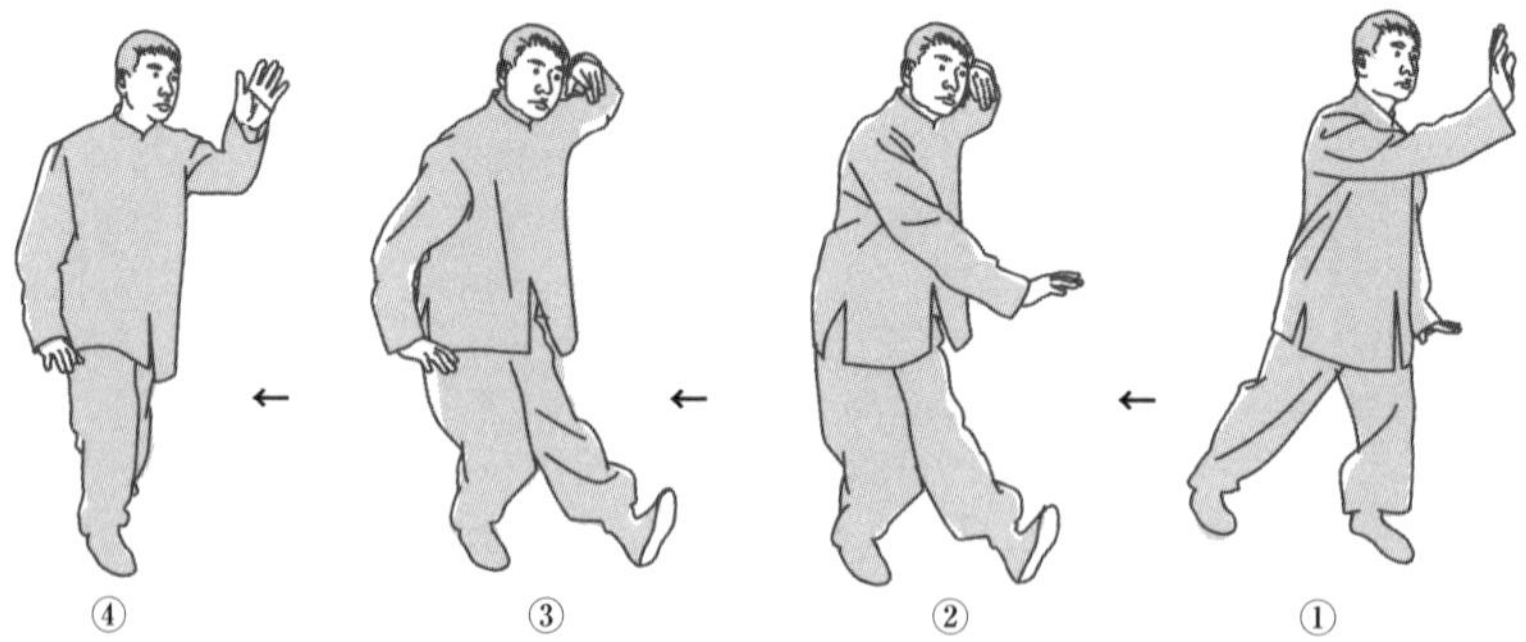

⑩退歩

「祖竅」（上丹田）を思いながら目を下前方に向ける」と言われているが、重要なのは「先在心、後在身」、つまりまず意念の集中、しかる後に身体の移動ということである。

たとえば「雲手《うんしゅ》」の歩法は横に行くように見えるが、その中に前進の意味が含まれており、また「倒転肱《とうてんこう》」の歩法は退歩と転体が要求され、そのなかに「退中《たいちゅう》有攻《うこう》」（退きながら攻める）の意が含まれている。単なる「前進」と「後退」のなかに含まれる意味を理解しなければならない。

⑪左顧《さこ》と⑫右盼《うべん》。顧も盼もどちらもかえりみるの意。わが国で言われる「右顧左眄」は〝人の思わくなど周囲の様子を窺うばかりで決断をためらうこと〟の意味

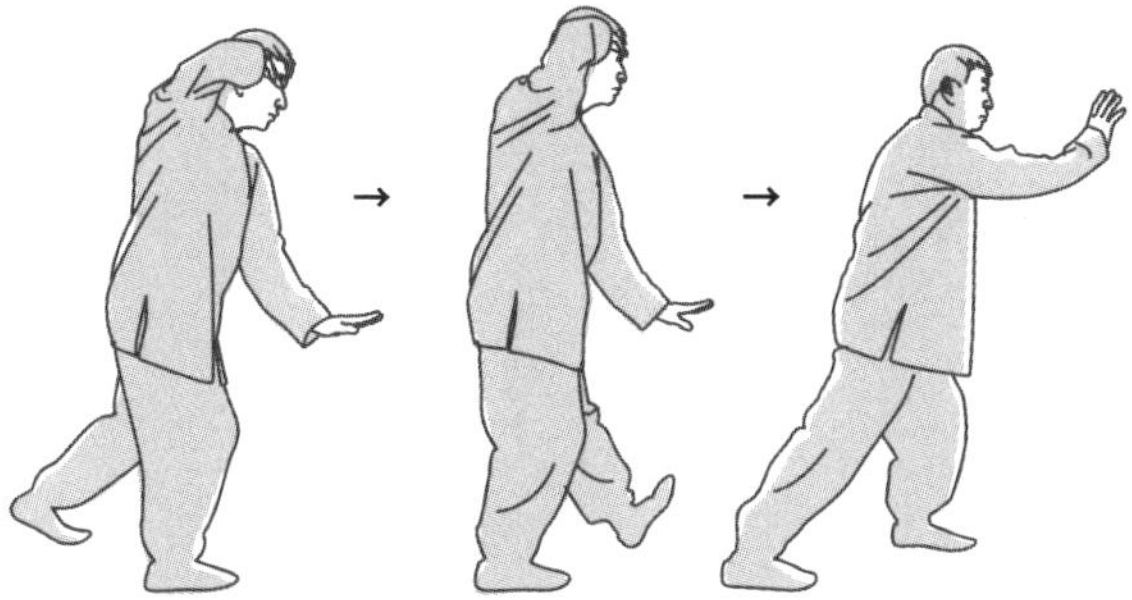

⑪左顧《さこ》

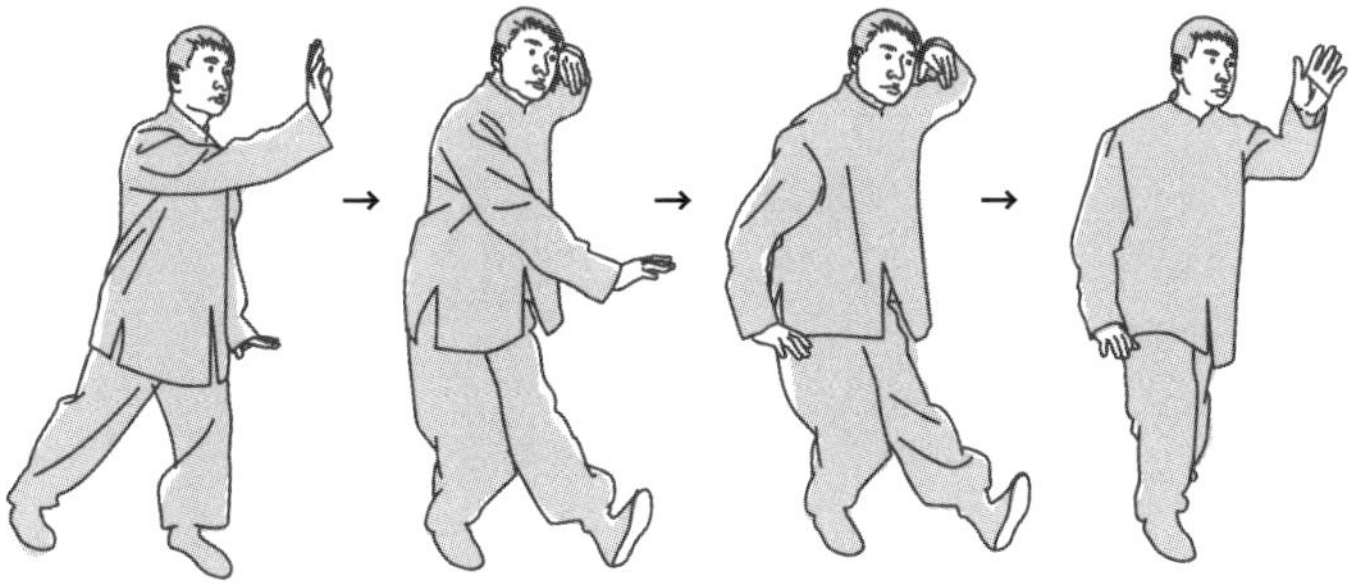

⑫右盼《うべん》

であるが、太極拳の場合はもちろん異なる。

「顧」は「旋転《せんてん》しながら前進する」、「盼」は「旋転しながら後退する」という意味。「夾脊」のツボが「湧泉」に落ちるように意識をすれば体は自然に旋回しながら前進する、また両手「労宮」を下に向けて中丹田の前におき、中丹田をやや内に収めながら目線を左手の前から地上に向ければ、体は自然に旋回しながら後退すると言われている。

また、先に紹介した牛連元から呉孟侠《ごもうきょう》に伝わる『十八在訣』に「自分の三前（眼の前、手の前、足の前）をかえりみることによって自分を守る。そして自分の七星（頭、肩、肘、手、股関節、膝関節、足）をかえりみて、さらに自分を守る」（顧在三前、盼在七星）という秘訣が記されている。

⑬中定。身体の中心を定めて四方に応ずること。「十三勢」のなかで、中定は他のすべてを支える要素として重視されている。中定の内容は「虚実分明《きょじつふんめい》」。虚実変化のできない「身体の中心」はただの塊にすぎないのである。

以上をまとめると、そもそも「十三勢」とは「十三種

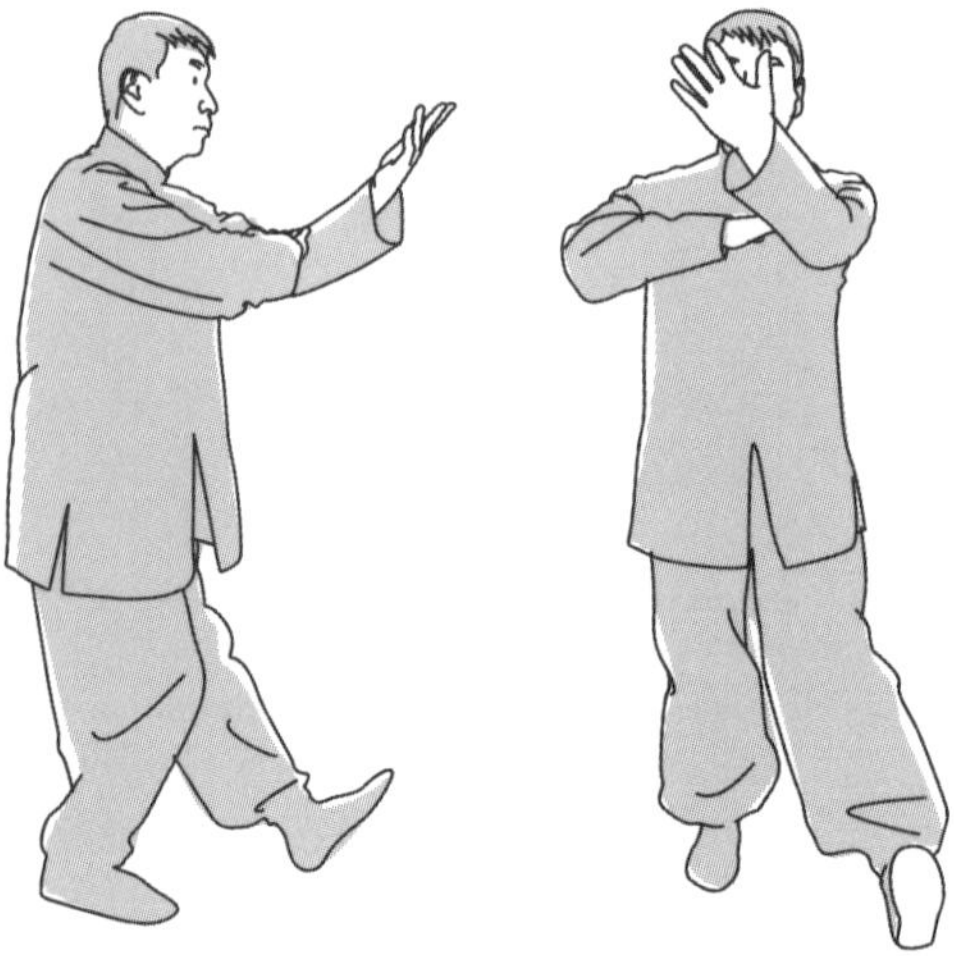

⑬中定

類の勁」とも「十三種類の技法」とも言われており、これらの技はいずれも相手の技法を前提として作られているのである。たとえば、相手が「掤勁《ほうけい》」を発するとき、自分は「捋勁《りいけい》」をもって応じ、「擠勁《せいけい》」で攻めて来れば「按勁《あんけい》」でそれを解くことができるようにである。

だから「十三勢」といえども決して固定した技法ではなく、千差万別の実戦の状況に応じて自ら変化していくものであることを忘れてはならない。諺に「掤捋擠按、いずれも似ていない」（掤捋擠按皆非似）とか「決められた戦法というものはない」（法無定法）とあるのはこのあたりの経緯《いきさつ》を言っているのである。また「太極拳にはもともと法則がなく一切の法則は動から生ずる」（太極本無法、動即是法）とも言われ、太極拳に法則はないのだ。

一六　呼吸法

（一）呼吸と呼吸法

まずは「呼吸」について、『広辞苑』から引用したい。

こきゅう【呼吸】

①（respiration）

㋐生物が外界から酸素を取り入れ、二酸化炭素を外界に放出する現象。特に動物が、そのために行う筋肉運動。息を吸ったり吐いたりすること。外呼吸。

㋑生物の組織や細胞が酸素を取り入れて酸化還元反応を行い、エネルギーを獲得すること。内呼吸。

㋒生物が酸化還元によってエネルギーを獲得する化学反応過程の総称。

②物事を行う微妙なこつ。調子。要領。

③動作をともにする人と人との間の調子。「——をそろえる」
④きわめて短い時間。「一——の間」

まず、ここで俎上に載せるのは①の部分である。生命現象を維持するために欠かすことのできない生理活動である。寝ても覚めても無意識のまま続けられる。

「呼吸法」と「法」が付くとどうなるのか。残念なことに『広辞苑　第6版』にはその項目がない。なつかしき馬済人《まさいじん》さん（上海市気功研究所）の『中国気功学』によれば、古代中国、狩猟や農耕に明け暮れする人々が、疲れを癒すために深呼吸をしたことが呼吸法の始まりであると言う。

まずは、平生無意識におこなっている呼吸を意識的におこなうことによって「呼吸法」になる。そして、その生理学的効果には二つの面が浮かび上がってくる。

一つは深呼吸による換気量《かんきりょう》の増大は血中の酸素濃度を上げ、二酸化炭素濃度を下げる。もう一つは、呼気に集中することによって自律神経《じりつしんけい》のうちの副交感神経《ふくこうかんしんけい》のはたらきを高めて、狩猟や農耕によって交感神経優位の状態を改善する。つまり自律神経のバランスを回復する。

ここで意識的呼吸は養生法としての地位を手に入れる。そして、疲れを癒す知恵として生まれた、身体をゆり動かして経絡をのびのびさせる「導引」と肩を並べて、「導引吐納」としての道を歩むことになる。

因みに、導引とは『荘子』にある、

導《どう》気《き》令《れい》和《わ》（気を導いて和せしめ）
引体令柔《いんたいれいじゅう》（体を引いて柔せしむ）

を出典とする説がある。

さらに、呼吸法は道家《どうけ》や儒家《じゅけ》の思想、あるいは武道と結びつき、修養法の立場を確保していく。春秋戦国時代の思想の百花繚乱《りょうらん》とともに、「導引吐納法」もその数を夥しいものにしていったのである。どのくらいの種類があるのか。一九九〇年頃、上海市気功研究所の柴剣宇《さいけんう》さんによると、三〇〇〇種類、その後、やはり研究所の汪希文《おうきぶん》さんの言によれば二四〇〇種類、ずいぶんと差があって真偽のほどは定かではないが、それでも夥しい種類が存在したことにはちがいがないだろう。

そして、解放後、新生なった中医学の一分野として普及させていくためには、なんとしても、さまざまな名称の導引吐納法を一つの名称で括る必要に迫まられたのではないだろうか。一九五〇年代の半ば、北戴河《ほくたいが》気功療養院《きこうりょうよういん》の劉貴珍《りゅうきちん》さんが『気功療法実践《きこうりょうほうじっせん》』を著わして、

「正気を養うための自己鍛練法を気功と呼ぶ」

と「気功」なる名称で括ることを提案したのである。この提案は燎原《りょうげん》の火のごとく、あっという間に中国全土を席巻《せっけん》して定着したのである。物事の定まるときはこんなものなのかもしれない。

そして、気功と私との出会いは一九八〇年九月のこと、北京の郊外にあった「北京《ぺきん》市《し》肺腫瘤《はいしゅりゅう》研究所」の附属病院であった。このとき、中西医結合によるがん治療を夢見ての初めての訪中であった。

肺腫瘤研究所すなわち「肺がん研究所」のリーダーである辛育齢《しんいくれい》教授は肺がん手術の世界的権威で

ありながら中医学の推進者として、つとに名をとどろかせていた。ここでは、肺がんの開胸手術を鍼《はり》麻酔《ますい》でおこなっていた。

鍼麻酔による手術をまのあたりにして度肝《どぎも》を抜かれたあと、この効果を高めるために術前の三週間の練功が治療の一環として組み込まれていると教えられ、中庭で練功に励む患者さんたちを見学したのが、私にとっての気功初体験であった。

「気功」という名称についてはすでに知ってはいた。わが国気功界の草分け的存在である津村喬《つむらたかし》さんと星野稔《ほしのみのる》さん共著の『図説気功法　決定版』（柏樹社、一九八四年）なる本が上梓されるのは四年後である。

この頃、すでに「調和道丹田《ちょうわどうたんでん》呼吸法」に励んでいた私は、いわゆる「医療体術」について関心を深めていた。気功も医療体術の一つにちがいないという考えから、のちにこの本を買い求めたものである。だから私のなかでは、初めに呼吸法ありきで、気功のほうが遅れてやって来たことになる。

私だけでなく、わが国の歴史を見ても、呼吸法のほうが圧倒的に古い。呼吸法の歴史は、江戸時代中期の白隠禅師《はくいんぜんじ》（一六八五―一七六八）に遡る。

次いで江戸後期の国学者平田篤胤《ひらたあつたね》（一七七六―一八四三）が白隠禅師の衣鉢《いはつ》を継ぎ、これを広め、明治時代になって岡田虎二郎《おかだとらじろう》（一八七二―一九二〇）と藤田霊斎《ふじたれいさい》（一八六八―一九五七）によって、大輪の花が開く。「岡田式静坐法」と「調和道丹田呼吸法」とが天下の人気を二分したという。

私が調和道協会に入会したのは一九七六年、村木弘昌《むらきひろまさ》先生が会長をしているときである。すでに呼吸法の素養があったからこそ、北京の肺がん研究所附属病院で気功を目にしたとき、気功こそ中医学のエースだ！と覚ったにちがいない。そこで、北京の王府井《わんふうちん》にあった新華《しんか》書店で、気功の本のありったけを買い求めたのである。帰国してからこれらの本を片っ端から読んでいった。

そして得た結論は、

①調身・調息・調心の三要がそろっていれば、すべて気功である。

②なかでも調息にウェイトを置いた功法を「呼吸法」と呼んできたのである。

③白隠禅師に遡る呼吸法の系譜は気功の宝庫である。なにも今、中国の気功を導入する必要はないのではないか。

の三点であった。

太極拳についても同様である。楊名時《ようめいじ》先生が「楊名時太極拳」を十分に普及させたあと、気功がやって来たのである。太極拳と気功はどこがちがうのかという問いをしばしばうけるものである。もともとは武術であるが、いまでは気功としての太極拳が世界を覆っている。

（二）白隠禅師の丹田呼吸法

激しい参禅修行の末に禅病《ぜんびょう》（一種の神経衰弱）に、さらに宿痾《しゅくあ》ともいうべき肺結核病を克服するために、白隠禅師が編み出した丹田呼吸法の一つが「内観《ないかん》の法」である。

この内観の法については『夜船閑話《やせんかんな》』（一七五七年）に詳述されているので、拙著『白隠禅師の気功健康法』（佼成出版社、二〇〇八年）から引用する。

「この「内観の法」なる「仙人還丹《げんたん》」の秘訣を修めるためには、参禅工夫はひとまず置いて、ぐっすりひと眠りすることだ。そうして、まず仰臥して目を瞑り、かといって眠り込まずに、両脚を伸ばし強く踏み揃え、（息を吐きながら）体中の元気を臍輪《さいりん》、気海《きかい》、丹田《たんでん》、腰脚《ようきゃく》、そして足心に充たすようにするのである。それから次のように観想してみるがよい。

我がこの気海《きかい》、丹田《たんでん》、腰脚《ようきゃく》、足心《そくしん》、総に是れ我が本来の面目《めんもく》。面目何の鼻孔かある。
我がこの気海、丹田、腰脚、足心、総に是れ我が本来の家郷《かきょう》。家郷何の消息かある。
我がこの気海、丹田、腰脚、足心、総に是れ我が唯心の浄土《じょうど》。浄土何の荘厳かある。
我がこの気海、丹田、腰脚、足心、総に是れ我が己身《こしん》の弥陀《みだ》。弥陀何の法をか説く。

このように、繰り返し繰り返し観想するがよい。この観想の効果が積もれば、一身の元気いつしか腰脚・足心に充足して、臍下《せいか》が瓢箪《ひょうたん》のように充実してくること、篠《しの》打ちして柔らかくする前の固く張った蹴鞠《けまり》のごとくである」

ひらたく言えば、蒲団《ふとん》の上に仰臥《ぎょうが》して、両脚を伸ばし、ということは、大の字に寝て、足の幅を少し狭《せば》めた状態。そして、体中の元気を臍輪、気海、丹田、腰脚、そして足心に充たしていくためには息を吐きながらでなくてはならない。つまり、逆腹式呼吸《ぎゃくふくしきこきゅう》である！　これが調息。

そして観想が調心。繰り返し繰り返し観想をしながら逆腹式呼吸をしていると、一身の元気がいつの間にか腰脚・足心に充ちみちて、下腹部が、まだ篠打《しのう》ちしている蹴鞠《けまり》のように張ってくるというのが調身。

つまり、白隠さんの「内観の法」は調身、調息、調心のそろった、気功の原点であることがわかる。ベッドから離れられない患者さんとか自宅療養中の患者さんには、自然治癒力を高める方法として、この方法をすすめている。

仰臥して、これを試みてみると、初めは順《じゅん》腹式呼吸のほうがやり易い。ちなみに、吸うときに腹部を膨らませて、呼《は》くときに凹ませるのが順腹式呼吸で、反対に吸うときに凹ませて呼くときに膨らませるのが逆腹式呼吸である。

要はやり易いほうから初めて、ゆっくりと逆腹式に移行していけばよいのである。何事も功をあせらず、肩の力を抜いて気楽にやることだ。肩の力を抜くことも調身の一つにはちがいない。

白隠さんを慕って集い来る若い修行僧たちが、参禅修行によって体調を崩すのを防ぐために「内観の法」をすすめるわけであるが、彼らが熱心に呼吸法に励むのを見て、これに水をさす。

「ところが、ここに至って考えてみたのである。中国の導引術遣い、齢《よわい》八〇〇年に達した彭祖《ほうそ》にしたところで、ただ生きているだけならば、愚《おろ》かにも死骸の番をしている幽鬼《ゆうき》のようなものではないか。これでは、古狸《ふるだぬき》が穴の中で眠りこけているようなもので意味がない。生まれたからには、いくら生きても最終的にはやはり死ぬのだ。葛洪《かっこう》、鉄拐《てっかい》、張華《ちょうか》、費張《ひちょう》などという仙人がいくら長生きしたからといって、それらの仙人を現在見ることができようか。長生きしたとはいえ、やはり、皆、死んでいくのだ」

「それよりは、四弘誓願《しぐせいがん》による菩提心《ぼだいしん》を奮い起こし、菩薩《ぼさつ》の威儀《いぎ》に学び、仏法の教えを説き、虚空《こくう》に先立って死なず、虚空に遅れて生まれないというほどの、不生不滅であって虚空と同歳といった境地、不退堅固《ふたいけんご》の真の仏法の姿をこの身をもって体現しようではないかと」

生きながらにして虚空と一体となれ！と言うのである。呼吸法を虚空に結びつけたことこそ、白隠さんの面目躍如ということなのだろう。それにしても、「虚空に先《さきだ》って死せず、虚空に後《おく》れて生ぜざる底の……」とは、なんたる名文ではないか。

（三）調和道丹田呼吸法

創始者は藤田霊斎《ふじたれいさい》師。真言宗《しんごんしゅう》智山派《ちざんは》の僧侶である。自らの身体の不調を克服するために、白隠さんの『夜船閑話《やせんかんな》』を学びながら、調和道丹田呼吸法を編み出したといわれている。

私はもちろん生前の道祖にお会いしたことはない。ただ昭和五六（一九八一）年の五月、ホノルルで開かれた道祖の二五回忌法要に参加して、かろうじて道祖をみぢかに感ずるようになったということだろうか。

私が調和道協会に入会したのはいつのことであったか記憶は定かでない。ただ私が都立駒込病院に勤務しているときであるから、昭和五一（一九七六）年から昭和五七（一九八二）年の間のことである。本部はＪＲの鶯谷《うぐいすだに》駅の近くにあった。

会長は内科医でかつ歯科医の村木弘昌《むらきひろまさ》さん。副会長は道祖のご子息である佐藤道平《さとうみちへい》さんであった。村木弘昌会長の功績はなんといっても呼吸法に現代医学の光を当てたことだろう。「三大体腔説《さんだいたいくうせつ》」、「癒しの発見」、そして、がんという病がからだだけの病ではなく、こころやいのちにも深くかかわる病であることをつとに指摘したことである。

佐藤道平副会長からは実技の指導を殊更、懇切丁寧に受けたものである。私が医師であるからかどうかわからないが、特別に目をかけていただいたような気がしている。

私がそもそも調和道協会の門を叩いたのは柔術に強くなるためであった。その柔術とは「八光流《はっこうりゅう》柔術《じゅうじゅつ》」である。奥山竜峰《おくやまりゅうほう》氏創始のこの柔術は一種の経絡武道《けいらくぶどう》。攻撃点は鍼灸の治療点。ここに手がかかるや臍下丹田の気を一気に運んで相手を倒すのである。相手の経絡や経穴を知ることは当然であるが、むずかしいのは、丹田の気を一気に運ぶことにある。言うは易く行うは難しとはこのことだ。日夜研鑽を積むなかで、ある日突然ひらめいたのである。武道にしても芸道にしても、その道に特有の「呼吸」というものがある。この「呼吸」を身につけることが、その道をマスターする近道であると。

そこで、まずは、当時調和道のプリンスと呼ばれていた長充也《おさみつや》さん率いる「道祖《どうそ》研究会」に入会し、ここで手ほどきを受けたあと、本部の門を叩いたのである。「道祖研究会」は月に二回、土曜日の夕方、日暮里《にっぽり》駅《えき》谷中口《やなかぐち》の近くの「延命院《えんめいいん》」で開かれていた。楽しくもなつかしい日々である。

ただ、この場合の呼吸とは呼いたり吸ったりする呼吸ではなく、「コツ（骨）」とか「間合い」のことなのに、生来のせっかちから、「呼吸！　そうか呼吸法だ！」とばかり呼吸法に飛びついてしまったのである。短絡《たんらく》といえばこれ以上の短絡はないだろう。

もちろん、このことにはそれほどの時日を経ずして気がついたのであるが、この頃すでに呼吸法の魅力に取り付かれてしまっていたので、ただ苦笑あるのみで、さしたるおどろきではなかったのである。

呼吸法がどう魅力的だったのか。本部に集う人々にしても道祖研究会のメンバーにしても、じつにいい人ばかり。場のエネルギーがきわめて高いのである。だから、実修が楽しくて仕方がない。実修にも熱が入るというものである。

そしてある日、虚空が見えてしまったのである。もちろん、白隠さんの「虚空に先《さきだ》って死せず、虚空に後れて生ぜざる底の……」の暗示にかかってしまったということもあるだろう。とにかく一呼一吸の先に虚空が現れたのであるから、呼吸法そのものが好きになってしまい、柔術に強くなるためという大義名分が、そのボルテージを下げてしまったのである。ミイラ取りがミイラになるとはこのことか。

さらに、間合いを呼吸と見誤ったことが決して短絡でないことに気づいたのである。当時、調和道協会の顧問をなさっていた三《み》木《き》成《しげ》夫《お》さんのおかげである。

（四）三木成夫の世界

呼吸法について語る上で三木成夫さんの存在はあまりにも大きい。初めてお会いしたのはいつのことだったか、まるで憶えてはいないが、調和道協会の春の大会か秋の大会であったことはまちがいない。

三木さんの講演を拝聴したのだ。背筋をぴんと伸ばして、静かな口調で淡々と語っていた。三木さんは東京大学医学部の大先輩である。専門は解剖学だが、とりわけ発生学《はっせいがく》を得意にしていたようだ。だから、発生学あるいは比較解剖学の見地から、呼吸あるいは呼吸法について考察している文章が多い。

三木さんが丹田呼吸法に興味を抱き、親しんでいった経緯《いきさつ》について、彼の著書『海・呼吸・古代形象』（うぶすな書院、一九九二年）から引用したい。

「私が解剖学《かいぼうがく》という死体を扱う仕事から、東京芸術大学の保健施設の仕事へ転向しましたのは昭和四八年の事でした。そのまことに奇しきご縁で歯科を担当しておられた村木弘昌先生から丹田呼吸の入門の手ほどきを受けることが出来たのです。私もそれまで、人体の解剖学、特に比較《ひかく》解剖学と申しまして、魚と人間を比較するというような事をやっていましたので、当然その呼吸の問題にも関心を寄せておりました。

ですから先生の丹田呼吸の世界は何の無理もなく私の中に入って来ました。以来、自己流でやっていますが、私の場合、サァこれから丹田呼吸をやりますよというより、道を歩きながらとか、原稿を書きながらとか、あるいは教壇で話をしながらといった、日常の動作の中でどのようにこの呼吸が採り入れられるかを考えています。そんな中で、小、中、大の波浪息《はろうそく》は、やはり一番なじみ深いもののようです」

こうして丹田呼吸法の道に分け入った三木さんはご専門の比較解剖学の立場から、呼吸法に新しい光をあて、独自の世界を切り開いていく。再び拙著（『白隠禅師の気功健康法』）から引用したい。

「今から四億年の昔、古生代《こせいだい》の終りに、私たちの祖先は海中の生活を捨てて、緑なす陸上へと上陸を敢行する。そのとき、呼吸器官に一大革命が起こる。鰓《えら》呼吸から肺呼吸への革命である。

たんに呼吸の出入口が変ったということではない。鰓というのは腸管の最先端である。腸管の筋肉は平滑筋《へいかつきん》、いわゆる植物性の筋肉である。日夜を問わず動き続けても疲れない。胃や腸を思い出していただきたい。起きていようと眠っていようと、歩いていようと休んでいようと腸管は関係なく動き続けている。

一方、手足を動かしたり歩いたりするための筋肉は横紋筋《おうもんきん》、いわゆる動物性の筋肉である。こちらは瞬発力という点では平滑筋よりはるかに秀でているが、疲れやすく、平滑筋のように動き続けることはできない。

このように、鰓呼吸の時代は呼吸と体動、平滑筋と横紋筋との間で完全に分業が成り立っていたのである。呼吸は呼吸、体動は体動、まったくかかわりなく、それぞれのペースを刻んでいたのである。

ところが肺呼吸となると様相は一変する。肺は魚の浮き袋の変化したもの。筋肉というものを持ち合わせないゴム風船のようなものである。いっぱいに膨らんだゴム風船は、出口を開けばゴムの弾力によって中の空気を吐き出してしぼむことができるが、自力で空気を吸いこんで再び膨らむということはできない。だからゴム風船のような肺組織だけでは、吸ったり吐いたりの呼吸運動は不可能なのだ。

そこで呼吸筋の誕生である。頸部の筋肉、胸部の筋肉、横隔膜《おうかくまく》などの横紋筋の助けを借りて、初めて肺呼吸が完成する。これはこれで人類の進化のために大いなる成果には違いないのだが、困ったことに平滑筋と横紋筋での分業が成り立たなくなってしまったのである。

技や芸に集中して身体を動かしているときは、どうしても呼吸がおろそかになる。その結果、時間が経つとともに血中の酸素分圧《さんそぶんあつ》は落ち、二酸化炭素分圧《にさんかたんそぶんあつ》は上昇する。

そこで一瞬、身体の動きを止め、一呼吸、間にはさむことによって酸素分圧と二酸化炭素分圧を元に戻すことが必要になってくる。これが技や芸における拍子とか間合いとかになる、というのが三木成夫さんの説なのである。

三木さんのおかげで、呼吸と間合いとの関係が確立されたのである。八光流柔術に熟達するためには八光流柔術固有の間合いというものを身につけなければならない。よしっ！呼吸法を習おう、と調和道丹田呼吸法の門を叩いたのは決して短絡ではなかったのである」

そして三木成夫の世界は昇華して、一躍ロマンの世界となる。再び前出の書から引用する。

「それは、いいかえればエラと原始肺をあわせ持った、あの数百万年の歳月にわたるデポン紀（地質年代の一つで、古生代《こせいだい》中、シルル紀の後、石炭紀《せきたんき》の前の時代。約四億一〇〇〇万年前から三億六〇〇〇万年前まで）の〝波打ち際〟の出来事ともいえるものですが、この水と陸のはざまにあって、かれらは来る日も来る日も進むべきか退くべきかと迷いつづけたに相違ない。そしてついに石炭紀《せきたんき》（デポン紀の後、ペルム紀の前の時代。約三億六〇〇〇万年前から二億九〇〇〇万年前まで）の到来とともに、そのあるものが故郷の海を捨てて、敢然と未知の陸《おか》へ這い上がっていったのです。石炭紀の、あの古代緑地へ……。私たちはこれをせきつい動物の〝上陸〟と呼びならわしているのですが、この華やかなドラマの陰に、ある重大な出来事が秘められているのを忘れてはならない。それはこの上陸に対して〝降海〟ともよぶことのできる物語なのです。かれらのあるものは陸に上がることをあきらめて、ふたたび故郷の海へもどっていった……。そこには古生代の水辺を舞台に繰り広げられた、せきつい動物の「兄弟の決別」という、実は隠された大きなドラマがあったのです」

どうです。この大いなるロマン！　そして、私たちの呼吸のリズムが寄せては返す波打ち際のリズムになったという。

(五)　武道における呼吸法

調和道丹田呼吸法について語るとき、もう一人忘れてはならない方がいる。佐藤通次《さとうつうじ》さんである。明治三四年山形県に生まれ、京都帝国大学文学部卒。専門はドイツ文学。文学博士。皇學館《こうがくかん》大学学長を務めた。

たしか調和道協会の顧問をされていたはずだから、謦咳《けいがい》に接したことはあるにちがいないが、いつどこでとなると定かでない。ただ、はっきりと憶えているのは、氏が伊勢から来られるということだけである。

共著の『武道の神髄』（日本教文社、一九七七年）から、武道における呼吸法について引用する。

「すべて人間の本格の動作は、吐く息とともに行われる。呼気は人間が事を実現する際の息であって、息を吐く時、人は能動の構えに居るのである。武道においても、その他の技芸においても、吐く息は実、吸う息は虚である。人間が身を起しているのは、活動の最中にあるのであるから、覚醒時の呼吸においては呼気が主であるべきである。息を吸うのは、神の恵みのうちにあって人事を尽くすことである。ゆえに武道においては、すべて新しい動作に移るには、必ず吸う息から始めるとともに、重要な動作の最後の締めくくりは、すべて吐く息とともに行うことを心得とする」

大事なのは吐く息である。さらに言う。

「人は、身を起しているかぎり、常に腰を立て、下腹に力がこもるようにしなくてはならぬが、その中にあって、特に下腹に緊張を加えながら、静かに息を吐き出す。そして二、三〇パーセントの息を残して、下腹の力をちょっと弛める。ところが、外には一気圧の力が常時働いているので、ちょうどスポイトの手を弛めた時のように、外の空気が自然と肺の中に押し入ってくる。それは瞬間に行なわれるが、上に述べた理により、想像以上の多量の空気が、肺底にまではいり込むのである」

つまり、逆腹式《ぎゃくふくしき》呼吸である。武道の基本は逆腹式呼吸なのである。

（六）太極拳の「拳勢呼吸《けんせいこきゅう》」とは

太極拳における呼吸法は、そのリズムの変化が直接、拳勢の効果に影響を与えるので、「拳勢呼吸」と呼ばれている。

その基本は、諺にあるように「一開一合、これを拳と謂《い》う」、つまり「開と合」と呼吸の関係である。具体的には、吸う時に「合《ごう》」（両腕をとじる）をおこなう。合は縮斂、収小、吸引、彎屈をなし、気は四肢の経絡に沿って巡り、丹田、命門に集まる。

一方、呼《は》く時は「開《かい》」（両腕をひらく。合わせて開合）をおこなう。開は伸展、放大をなし、気は丹田、命門を出て、全身の経絡に沿って末梢の経穴に向かって貫通する。

しかし反対に、吸う時に「開」、呼く時に「合」をおこなう功法もあり、どちらでも、そのように定めておこなえばよい。

（七）呼吸法の現代医学的意義

古い伝統としての呼吸法に現代医学の光をあてた最大の功労者は調和道協会の第二代会長を務めた

村木弘昌氏であろう。医師にして、かつ歯科医でもある先生は谷中で開業しながら、まさに全精力を呼吸法に傾注していた。

①三大体腔理論

丹田呼吸法による腹腔内圧のリズミカルな変動は腹腔《ふくくう》内臓器の血行を改善するとともに、胸腔《きょうくう》内圧と頭蓋腔《ずかいくう》内圧にもリズミカルな変動をもたらし、結果的には全内臓の血行を改善することを提唱し、「三大体腔理論」と命名したのは村木先生であった。

呼吸運動による内臓のマッサージ効果による血行の改善についての動物実験についてはそれまでに海外でいくつかの論文が発表されてはいたが、これを呼吸法の意義として取り上げたことに先生の功績がある。

②自律神経のバランスを回復する

呼気によって、自律神経のうちの副交感神経が優位にはたらき、吸気によって交感神経が優位にはたらくということはいまや定説になっている。

情報化社会のなかにあって私たちは交感神経優位の状態を余儀なくされている。副交感神経がおいてきぼりをくっているのである。呼気にウェイトをおいた呼吸法によって副交感神経が立ち上がり、自律神経のバランスを回復するというわけである。

③エントロピーを排出する――調息

私たちの体内では生命を維持するために、日々さまざまな反応がおこなわれており、このためのエネルギーは太陽に発して植物の光合成を通してもたらされる。

そして、体内で、反応に即したエネルギーに変換されて用いられるわけであるが、エネルギーが変換されるたびに、エントロピーが発生する。エントロピーとは熱力学上の概念であるが、ここでは錆《さび》とか汚れとか廃棄物のようなものとお考えいただきたい。

体内のエントロピーが増大すると秩序が乱れて、健康が害される。にもかかわらず私たちが日々溌剌として健康を維持しているのはなぜなのか。エントロピーを熱や物にくっつけて廃熱、廃物の形で体外に捨てているというのが、オーストリアのノーベル賞物理学者のエルビン・シュレーディンガーの提唱するところだが、いまではこれも定説になっている。

廃熱、廃物といえば、汗をはじめとする分泌液、大小便、そして呼気である。特に何回でも継続できるということでは、なんといっても呼気である。ということで、調息はエントロピーの増大を防いで体内の秩序の回復をはかるための、いちばんの手段になる。

④自己組織化力の向上――調身と調心

調身も調心もエントロピーの排出には直接は与《あずか》らない。しかし、体内の秩序性を高めることには寄与していることはまちがいない。

調身とは上虚下実、上半身の力が抜けて、下半身に力が張っている状態が基本である。反対を考えてみる。頭ががんがんと拍動性に痛くて、肩は凝り、下半身はへなへな、膝はがくがく。これはどうみても仕事にかかる状態ではない。内部エネルギーは至って低い。

較べて上虚下実は、まさにいつでも来いと、仕事にかかろうとする状態である。内部エネルギーはきわめて高い。自己組織化力の高い状態である。自己組織化力というものはランダムから秩序へ向かう状態である。エントロピーと直接関係なくとも、秩序性は高い。

調心も同じである。雑念でいっぱいの心よりは雑念を払って何事かに集中できる心は、やはり仕事にすっと入れる心である。これまた内部エネルギーは高い。自己組織化力の高い状態である。このように、調息はエントロピーの排出によって、調身と調心は自己組織化力の向上によって、体内の秩序性を高め、生命力の向上をもたらすものなのである。

一七　心法——意念《いねん》とは

太極拳を含めて広く気功の世界で言われる「意念」とは「意識を集中する」ことである。雑念を払って一つの事に集中する心である。心身一如といわれるように意念の働きで心を導くことによって身体をコントロールすることができるのである。

意識を集中する、つまり意念を働かせるためには、どのような準備が必要であろうか。

太極拳を練功する前に一番大事なことは、内臓の気を清く整えることである。内臓の気を清く整えるとは、内臓が沈殿物や有害物に漬かっていない状態にすることである。

これは肩の力が抜けて気海丹田、腰脚足心に力が漲っている、いわゆる〝上虚下実〟の状態にほかならない。まずは調身の初段階を得ることで、慣れればいついかなるときでも自在に、しかも瞬時に達成されるものではあるが、初心の頃は、調和道丹田呼吸法の〝緩息《かんそく》〟のような簡単な呼吸法をおこなってもよいだろう。

同時に心の雑念を払うことでもある。これも、いわば調心の初期段階、まずは気楽にある一つのイメージに集中することである。たとえば、わが臍下丹田の空間に金色に輝くボールをイメージし、前述の緩息をおこないながら、一呼一吸、このボールが磨かれて、次第にその輝きを増していく様子をイメージしてもよいだろう。

あるいは、自分の聖なる場所（宮澤賢治のデルハイリゲプンクト。der heilige punkt）を想い出し、そこに身を置いている自分をイメージしてもよい。私のデルハイリゲプンクトの第一は、中国は内モンゴル自治区のホロンバイル大草原、司馬遼太郎《しばりょうたろう》さんの言葉を借りるなら、〝そこは空と草だけでできあがっている〟ということになる。

隔年にここを訪れているので、草原が見せるさまざまな表情を想い起こすことが可能だ。日の出を迎えて欣喜雀躍《きんきじゃくやく》する草原、天空いっぱい赤々と燃え立たせる夕焼けの草原、夏の陽炎《かげろう》のなか、いかにも気《け》だるそうに眠る草原などなど、なんでもござれだ。その草原に一人立つ自分を想い起こしてもよいだろう。

以上のような初期段階の準備ができたなら、さらに一歩進めて、上からは天の気を、下からは大地の気を取り入れ、内なる自身（人）の気との一体化をはかることである。このことによって内なる生命力が活性化されることはまちがいない。そして、太極拳の目指す、虚空との一体化の準備が完了する。

これからが本番、しっかりと意念を集中させつづけなければならない。意念の集中ができず、自分の思いどおりに真気の運行ができなければ、太極拳の訓練は形だけのものになってしまう。これを「貌合神離《ぼうごうしんり》」（表面は仲良くしているが、内心はしっくりいかない）という。

反対に意念を強く持ちすぎても、真気の運行は得られず、これを「走火入魔《そうかにゅうま》」（真面目すぎるととりつかれる）と呼んでいる。

意念を集中させる要訣は、「集中しているようで集中していない。守っているようで守っていない」（想うに似て想うに非ず、守るに似て守るに非ず）、あるいは「離れているようで離れていない。忘れているようで忘れていない」（若即若離、勿忘勿助）のように、両極端をいかず、付かず離れず、自然にまかせるのが一番よい。

まさに古代の練功家の言う「意あるも意なくも、ともに真意」（有意無意是真意）を体現することによって、はじめて本当の「功夫《かんふー》」が出てくるのである。

調心とは、雑念を払って、あることに集中する心であるが、さりとて、そこに心を止《とど》めず、自然にまかせるのがよいということになるが、これは武道でも同じである。

たとえば江戸初期の臨済宗の僧、沢庵宗彭《たくあんそうほう》（一五七三―一六四五）の著した『不動智神妙録《ふどうちしんみょうろく》』に次なる記載があるので引用する。

「心をどこに置こうかなどと、とりたてて考えたりしなければ、心は自然に身体全体にのびひろがって、総てに行き渡るのです。心を意識してどこかに置くのでなく、敵の動きに応じて、その時、その時に、その場の心を使えばよいのではないでしょうか。

身体中のどこにも行き渡っていれば、手の要る時は手にある心を、足を使う時には足にある心を使うことになるでしょう。一つの場所を定めて、そこに心を置いておくなら、そこから、いちいち心を引っぱり出して使おうとするので、そこで心が止まり、肝心の動きがお留守になるのです」

「肝心なのは、心を一つ所に止めないようにすることで、これは修行によることです。心をどこにも止めないこと。それが眼目であり、肝要なのです。

どこかに置こうとしなければ、どこにもあるということです。どこに置こうかと考える時、既に心の置き場に心がとらわれているということでしょう。

心を外に働かす時も、一方にだけ止めれば他の九方は欠けることになります。一方に止めなければ、十方に働くということです」（『沢庵　不動智神妙録』池田諭訳、徳間書店、一九七〇年）

次いで、江戸時代初期の剣客　宮本武蔵《みやもとむさし》（一五八四？―一六四五）の『五輪書《ごりんしょ》』ではどのように書かれているだろうか。

「兵法の道においては、心のもち方は平常の心とかわってはならない。平常も、戦いの際も、少しも変わることなく、心をひろく、まっすぐにし、緊張しすぎることなく少しもたるむことなく、心が偏《かた》よらないように心をまん中に置き、心を流動自在な状態にたもち、その流れが、一瞬も止まらぬように、よくよく注意しなければならない」（『五輪書』鎌田茂雄《かまたしげお》、講談社学術文庫、一九八六年）

同じことを言っている。心を一つ所に止めなければ、心は自然に身体全体にのびのびひろがって、総てに行き渡ると言う。吉川英治《よしかわえいじ》（一八九二―一九六二）の『宮本武蔵』のなかでは修業中の武蔵に沢庵宗彭が多大な影響を与えたことになっているが、話としてはおもしろいが史実かどうかはわからない。

しかし、二人の年齢差は一一歳、しかも享年が同じとあれば、まさに同時代の二人。なんらかの接点があったと想像することはそれほど無理なことではないだろう。よしんば接点がないにしても『不動智神妙録』の刊行が一六三八（寛永一五）年、『五輪書』のそれが一六四四（正保一）年ということを鑑《かんが》みれば、武蔵が『不動智神妙録』を手に取っていたことは十分に考えられるのではないだろうか。

しかし、そうした史実を推しはかる楽しさはさておくとしても、これが武の道における心についての真理であるとすれば、同じ道を歩む二人が同じ境地に達しても何ら不思議はない。さらに、付かず離れず、自然にまかせるのがよいとする太極拳の心との一致も不思議はないことである。

そして、付かず離れず、自然にまかせるのがよい、となれば、まず想い出すのが、江戸前期の養生家、貝原益軒《かいばらえきけん》（一六三〇―一七一四）の『養生訓《ようじょうくん》』の中に現われる次の文章である。

「養生の術、荘子《そうじ》が所謂《いわゆる》、庖丁《ほうてい》が牛をときしが如くなるべし、ひろき骨筋のつがいは間《ひま》あり。刀の刃《やいば》はうすし。うすき刃を以て、ひろき骨筋の間に入れば、刃のはたらくに余地ありてさはらず。ここを以て、十九年牛をときしに、刀新《あらた》にとぎたてるが如し、となん。人の世におる、心中たけくして物とあらそはず、理に随《したが》いて行へば、世にさはりなくして天地ひろし。かくのごとくなる人は命長し」

（石川謙校訂、岩波文庫、一九六一年）

養生とは生命を正しく養うこと。武の道も生命を正しく養うこととすれば、その心の持ち様として、この文章は十分に納得できるものであり、言うまでもなく、『老子《ろうし》』と併称される道家の代表著書『荘子《そうじ》』に書かれている「庖丁《ほうてい》」の話が題材になっている。

『荘子』養生主篇のなかで、「庖丁、文恵君《ぶんけいくん》のために牛を解《と》く」で始まり、「文恵君曰《いわ》く、善《よ》いかな。吾《わ》れ庖丁の言を聞きて、養生《ようじょう》を得たりと」（『荘子』金谷治訳注、岩波文庫）で終る文章である。

庖丁といえば、いうまでもなく料理用に使用する薄刃の刃物のことであるが、『荘子』に出てくる庖丁は料理人のことである。つまり、〝庖丁〟は料理人の意、丁は人名である。しかし、〝庖丁〟をもって料理人とする意見があって、ここはいずれかはっきりさせなければならないが、ここでは料理人の丁さんに、とりあえずはしておく。

　料理人の丁さんの神技ともいえる腕前の評判を聞いた文恵君が、その神技を一目みたいと御前で牛一頭を解体させてみる。

　その技のあまりの見事さに驚嘆した文恵君が、「なんというすばらしさだ！　技もここまで至れるものか」というと、丁さんは牛刀を手からはなし、「お言葉を返すようですが、私めの求めておりますものは技ではなく道のような気がします」と訥々と語りはじめる。

「私めがはじめて牛の料理を致しましたころはただもう牛ばかり（手のつけどころも分かりません）でしたが、三年たってからはもう牛の全体は目につかなくなりました。このごろでは、私めは精神で牛に対していて、目で見ているのではありません。感覚器官にもとづく知覚は働きをやめて、精神の自然な活動だけが働いているのです。天理（すなわち自然な本来の筋道）に従って、（牛の皮と肉、肉と骨との間の）大きな隙間に刀刃をふるい、大きな空洞に沿って走らせて、牛の体の本来のしくみにそのまま従ってゆきます。

　ところで、私めの牛刀は一九年も使っていて数千もの牛を料理してきましたが、その刃さきはまるでたった今砥石《といし》で仕上げたばかりのようです。あの骨節というものには隙間があり、牛刀の刃さきというものにはほとんど厚みがありません。その厚みのないもので隙間のあるところに入っていくのですから、まことにひろびろとしたもので、刃さきを動かすにも必ずゆとりがあります（恢恢乎其於遊刃必有余地矣）。だからこそ、一九年も使っているのに、牛刀の刃さきがたった今砥石《といし》で仕上げたばかりのようなのです。けれどもそれにしても、筋や骨のかたまったところに来るたびに、私はその仕事のむずかしさを見てとって、心をひきしめて緊張し、そのために視線は一点に集中し手のはこびも遅くして、牛刀の動かしかたは極めて微妙にいたします……」

　そして、文恵君は言います。

「すばらしいことだ。わしは庖丁の話を聞いて、養生（——すなわち真の生きかた）の道を会得した」と。

　この文章から会得することは二つある。まずは、料理人は精神で牛に対していて、目で見ているのではないというところである。つまり、初めは目で見ていたものが経験を積むうちに次第に心眼で見るようになる。その結果、感覚器官にもとづく知覚は働きをやめて、精神の自然な活動だけが働くことになる。これはまさに『不動智神妙録』や『五輪書』につながる武の心である。

　そして、二つ目は恢恢《かいかい》たる体内の隙間である。私自身、じつは『荘子』を繙《ひもと》く以前から体内の隙間には気がついていた。どういうことかというと、およそ三〇年前に、部分をしっかりと見る西洋医学と部分と部分との間にある繋《つな》がりを見る中国医学を合わせた、いわゆる中西医結合によるがん治療を旗印に揚げた病院を開いたわけであるが、その繋がりがどこにどのような形で存在するのか思いを巡らせているとき、忽然と体内の隙間に気がついたのである。

　気がついてみると体内は隙間だらけではないか。胸を開ければ胸膜《きょうまく》と肺の間、肺と食道の間、食道と心臓の間、腹を開ければ腹膜《ふくまく》と胃の間、胃と膵臓の間、膵臓と大動脈の間、すべて隙間が存在する。

あの隙間は何だ？

とそのとき、その隙間にいくえにも張り巡らされた電線のような繋がりが見えてきたのである。繋がりがいくえにも張り巡らされたものは、すなわちネットワークである。さらに、このネットワークの網の目を限りなく小さくしていくと〝場〟になるのではないか。

ある限られた空間にある物理量が連続して分布するとき、物理学では、これを〝場〟と呼んでいる。まさしく〝場〟である。この隙間こそ私たちの生命が存在する〝生命場〟であったのだ。

生命場のエネルギーが生命だとすれば、生命は目に見える臓器にあるのではなく、目に見えない生命場にあったのである。はるか昔、中国の戦国時代《せんごくじだい》（前四〇三—前二二一）、早くも荘子は私たちの大事な生命場の存在に気がついていたのではないだろうか。

刻々と変化する生命場の動きが脳細胞を通じて外部に表現されたものが心であるとすると、生命場と心とは切っても切れない関係のなかにあって、心に言及するときは必ず生命場すなわち生命にも思いを巡らさなければならないという荘子の忠告とみたが、どうだろうか。

さらに私たちの体内の空間は閉ざされたものではなく環境の場と繋がっている。そして環境の果てには虚空が広がっている。ということは虚空の大いなるいのちの場に身をまかせて動くことこそ、太極拳の心にほかならないのではないだろうか。

一八　生と死の統合（自己実現）

太極拳を始める動機は人さまざまだろう。そして始めてみてもなじめずにすぐ止めていく人もいれば、一生の伴侶として生活のなかにしっとりと組み込んでいく人もいる。

太極拳とはいったい何なのだろう。

まず武術として興《おこ》ったことはまちがいない。武術だとすると終りなき自己実現の道である。宮本武蔵（一五八四？—一六四五）にしても、柳生新陰流《やぎゅうしんかげりゅう》の祖、柳生石舟斎宗厳《やぎゅうせきしゅうさいむねよし》（一五二七—一六〇六）にしても、その師、上泉伊勢守秀綱（—一五七七？）にしても死ぬまで修行。死ぬまで上を目指していたに違いない。

しかし、現在では武術として太極拳をやっている人よりも気功として、これに親しんでいる人のほうが圧倒的に多い。気功は中国古来の養生法であるが、一九五〇年代北戴河の劉貴珍氏が、それまでの夥しい種類の導引吐納法を気功という名称で括《くく》ろうではないかと提案したときの定義は、

「正気を養うことを主たる目的とする自己鍛練法を気功と呼ぶ」（『気功療法実践』）

というものであることは第三章でも述べた。『広辞苑』では、

「中国の保健養生法。気を養い体内にめぐらせることにより心身の健康を得るための鍛練法」と定義

されている。

気は、その存在がまだ実証されてはいないが、中国では「小は私たちの身体を構成する一つひとつの細胞から、大は幾千もの宇宙を孕《はら》んでいる虚空まで遍く存在している生命の根源物質」と考えられている。

気を養うとは生命を養うこと。生命を養うことを養生と呼ぶとすれば、気功はまさに養生法である。決して、単なる健康法ではないのである。いやしくも太極拳を人生の伴侶とする者は、このことをしっかりと肝に銘じてほしい。

養生法と健康法とどう違うのか。とりあえず、生命を正しく養う方法を養生法として、さて健康法は？ということで『広辞苑』を引いてみても「健康法」なる項目はない。そのかわりに「健康食品」なる項目があった。

【健康食品】健康の維持・増進に効果があるとされる食品。

これに倣《なら》うならば、健康法とは、

「健康の維持・増進に効果があるとされる方法」

ということになる。養生法に較べて、なにか平板《へいばん》な感じがしないだろうか。

わずかではあってもこの違いはどこから来るのだろうか。その鍵は第四章で紹介したＷＨＯの健康の新しい定義の原案の中にあるような気がする。

「健康とは身体的、精神的、霊的かつ社会的に完全なる幸福のダイナミカルな状態のことであって、決して単に疾病や不調の欠如を意味するものではない」

養生の目指す健康はこの定義そのものであるのに対して、健康法の目指すところは後半の〝疾病や不調の欠如〟ということになるのではないだろうか。太極拳が単に疾病の欠如や長寿を目指すものとしたら、悪いとは言わないが、いささか寂しすぎるのではないだろうか。

太極拳はどうでも養生法でなければならない。それも「攻めの養生法」でなければならない。どういうことかというと、これまでの養生は身体を労わり病を未然に防ぎ天寿を全うするといった〝守り〟の養生であった。あくまでも身体に焦点を合わせた養生だったのである。しかも死をもって終れりではあまりにも儚《はかな》い。

ひるがえって、これからは内なる生命場に焦点を合わせ、日々、生命エネルギーを勝ち取っていき、死ぬ日を最初に、その勢いを駆って死後の世界に突入するという〝攻め〟の養生である。

死後の世界に入っても養生は続く。攻めの養生には終りはないのだ。終りのない自己実現の道なのである。こうして武術としての自己実現と養生法としての自己実現がみごとに一体化するのである。

太極拳のそこはかとない魅力の淵源はここにあるような気がしてならない。二本の自己実現の縄を糾《あざな》って、より太く堅固な縄に仕上げるのである。人間は虚空より来たりて虚空へ帰る孤独なる旅人。その旅そのものが自己実現の旅なのではないだろうか。

だから意識するしないにかかわらず、人は太極拳に魅かれるのではないだろうか。大いなるロマンと言うべきか。そうか太極拳のときめきの原因はこのロマンなのだ！

私は生来、早朝の仕事が好きだ。病院勤務の日は早朝二時半に起床、三時に迎えのタクシーに乗車、三時半頃に病院に入る。それから一心不乱に仕事。じつに楽しいひとときである。仕事の能率も上がる。

六時頃に一息いれることにしている。院内の気功道場にそっと入る。冬場は真っ暗だ。明かりを三分の一だけつける。ぴんと張りつめた空気のなかで自ら身が引き締まる。ここで太極拳を一回舞うのである。準備運動も何もしない。

終ると明かりを消してさっさと自室に帰る。時間にして一二～一三分。心がときめくのである。今日の太極拳はこれしかないという一期一会のときめきか。それでもその底流には大いなるロマンが横たわっているような気がしている。

そして、攻めの養生の途次に立ちはだかる難関こそ“生と死の統合”である。今生《こんじょう》の一大目標と言ってもよいだろう。もちろん最終目標ではないが、統合《とうごう》とは足し算ではなく積分《せきぶん》のことである。積分とは双方をいったんばらばらに解体したものを集めなおして、まったく新しい境地を開くことである。

並大抵のことではないが、できれば今生《こんじょう》でこれを果たして、大いなる展望を抱いて死後の世界へ突入したいものである。実際、生と死の統合を果たして逝く人に出会うことが少しずつ増えて来た。その嚆矢が、いまでも敬愛してやまない太極拳の楊名時先生であることは第二章でも紹介したとおりである。

楊名時先生がなぜ見事に生と死を統合できたのか。その最大の要因は何か、などについて推し量ることはとてもできない。しかし、先生の到達した太極拳の境地が主役にしろ脇役にしろ一役買ったであろうことは十分に考えられることだろう。

生と死の統合によって得られた境地というものはきわめて秩序性の高いものだろう。自己組織化力は限りなく高く、エントロピーは限りなく低いものにちがいない。その上、自己実現の太い縄に思いを遣るならば、太極拳が生と死の統合に至るための有力な方法論であることは想像できることである。

そして、いつの日か生と死の統合を果たそうとする志を〝青雲《せいうん》の志《こころざし》〟と呼ぶならば、太極拳は常に青雲の志のなかにある。

一九　虚空

虚空《こくう》とは何千もの宇宙を生み出し、これを包容している偉大なる空間であると理解しているが、念のために『広辞苑』を開いてみる。

こくう【虚空】①〔仏〕何もない空間。そら。仏典では、一切の事物を包容してその存在を妨げないことが特性とされる。今昔物語集（1）に「虚空に昇りて去にけりとなむ」

つまり仏教用語、仏教の経典に出てくる言葉である。関連語として、

こくうかい【虚空界《こくうかい》】〔仏〕無形・無相で、一切万有を包括する真如をたとえていう。

こくうぞうぼさつ【虚空蔵《こくうぞう》菩薩《ぼさつ》】虚空のように広大無辺の福徳・智慧を蔵して、衆生《しゅじょう》の諸願を成就させるという菩薩。虚空孕《こくよう》菩薩。

などがある。

私の虚空との初めての出会いは第一六章で述べたように、白隠禅師の『夜船閑話』である。その核心とも言うべき次の文章である。

「虚空に先《さきだ》って死せず、虚空に後《おく》れて生ぜざる底《てい》の不退堅固《ふたいけんご》の真法身《しんほっしん》を打殺《たせつ》し、金剛不壊《こんごうふえ》の大仙身を成就せん」

つまり、生きながらにして虚空と一体となり、不退堅固の真の仏法の姿をこの身をもって体現することこそ、修行の、そして生きることの目的であるというのである。

次なる出会いは、人の死後の表情であった。ホリスティック医学を目指すようになって、人の死に真剣に付き合うようになる。何かするわけではない。戦友の死だ。静かに見送ろうとばかりに傍に居るだけである。

死後少しすると、皆、じつにいい顔になるのである。一〜二分でなる人もいれば一時間ぐらいしてなる人もいる。なんとも言えない安堵の表情なのである。この世でのお務めを果たして、晴れて故郷へ帰る際の安堵なのだろう。

こころざしをはたして、
いつの日にか帰らん。
山は青きふるさと、
水は清きふるさと。

ふるさとはどこに。そうか、虚空だ！　白隠さんの、あの虚空がふるさとなのだ。

三度目は、中国は内蒙古自治区のホロンバイル草原である。二度目の大草原に一人立ったとき、空の青、雲の白、草の緑の三色の世界に虚空を感じたのである。一九八九年のことである。

そして四度目は、司馬遼太郎さんの『草原《そうげん》の記《き》』（新潮社、一九九二年）の帯の文章、

生きとし生けるものは、
なべて虚空に向かう。
永遠なるもの、
それは人間の記憶だけである。

しかし、いずれ記憶もなべて虚空に向かうのである。アガサ・クリスティー（一八九〇―一九七六）の『そして誰もいなくなった（And Then There Were None）』なのである。

確かなもの、それは虚空でしかない。誰もがいずれ虚空と一体となるのである。だから私たちは生あるうちから虚空と一体となるリハーサルをおさおさ怠りなくやっておくべきなのではないだろうか。気功こそ、そのリハーサルのための方法論であると気づいたのはいつの頃であったろうか。そして、そのリハーサルを特に意識した功法が欲しくなって、新呼吸法「時空」をアレンジした次第である。これはこれでよかったと思っている。アレンジしてからもう二〇年以上になるが、全国津津《つつ》浦浦《うらうら》に知られるようになってきている。そしてもくろんだとおり、虚空との一体感においても成果をあげてきている。

上半身は大いに動かすから〝動功〟にはちがいないが、下半身はほぼ固定しておこなうので、どちらかというと〝静〟のなかに身を置いて、イメージを膨らませることによって虚空と交流をはかる方法である。高齢であっても運動能力に難があってもできるところがいい。

一方、太極拳も虚空と一体となるリハーサルには格好な功法と言えよう。こちらは「時空」とちがって、〝動〟の流れのなかに身をまかせて、そのダイナミズムを通じて虚空と交流をはかる方法である。

まず、太極拳の動作の一つひとつは防御と攻撃から出来ている。その相手を人間と考えるならば武術であるが、虚空が相手と考えるならば、まさに気功で、虚空を意識する上で、これ以上の功法はない。

また、起承転結《きしょうてんけつ》、一回りの動きを時空を超えて広がる虚空のなかでおこなわれていると見るならば、虚空に身をまかせ、虚空に溶け込んでいることになる。

ただ太極拳の場合は、その武術的要素を鑑《かんが》みれば当然のことであるが、習熟するのにはある日数が必要である。前述したように自己実現の道に終りはないのであるが、それはそれとして、習熟のレベルは日数の関数である。ウィスキーを寝かせるように、まろやかな風味を得るにはどうしてもそれなりの日数が必要なのである。

その点、「時空」のほうが、多少の語弊があるかもしれないが、やればやっただけの効が得られるのではないだろうか。即戦力としては「時空」のほうが上なのだろう。イメージとダイナミズムの違いということになるのかもしれないが、それぞれの特色を生かして、車の両輪のように生涯の伴侶として身につけていくことが大事なのではないだろうか。

北は札幌から南は沖縄まで全国二〇ヶ所に展開している、帯津良一「場」の養生塾の基本功法が巧《たく》まずして「時空」と「太極拳」の両輪であることを奇《き》貨《か》居《お》くべしとするか。

二〇　太極拳のこれから

私自身にとっての太極拳はこれまで再三触れて来たように、心のときめきであり、虚空と一体となる日のリハーサルである。生きがいと言ってもよいだろう。

だから、これからもずっと、死を超えて死後の世界までも続けて行くことはまちがいない。しかし、これはあくまでも私個人の問題であって、太極拳人口がどのくらいか見当もつかないが、太極拳への想いは人それぞれだろう。

ということは太極拳に求めるところも人それぞれ、まずはそれぞれの求めに応じられるやいなやを整理してみよう。

①からだについて

片足立ちも然ることながら、姿勢を変えながら移動していくことは身体のバランスが要求される。身体各部の運動調節の中枢は小脳《しょうのう》。小脳の指令にしたがって、身体各部が微妙に反応して全体としてのバランスを保っているのである。

太極拳による絶え間のない身体のバランスの変化は、小脳から四肢の末端に至る神経・運動器系を刺激して、その老化を防いでいることはまちがいない。私自身、七〇歳を過ぎたことから、片足立ちで靴下を履いたり、ズボンを脱ぐ時にバランスを崩すことが少し多くなって、やはり年齢は争えぬものかなぁと密《ひそ》かに自戒するようになっていた。

ところが、ここ一年ばかり期するところがあって、これまでの週一回の養生塾《ようじょうじゅく》の太極拳に加えて朝六時の一期一会の太極拳をおこなうようになってから、バランス感覚が明らかに戻って来たような気がしている。

太極拳の熟達は日数の関数であるという持論はそれとして、バランス感覚のような身体感覚は反復動作のなかで磨《みが》かれていくものらしい。これはこれでよいことではないだろうか。

認知症《にんちしょう》についてあれこれ取沙汰される昨今だが、一方では九〇歳代になってなお、お元気な人が珍らしくはなくなってきている。何よりも頭脳明晰にして食欲もあるところがいい。にもかかわらず、しばしば耳にするのが、「それにしても足腰は弱りましたなぁ……」という慨嘆の言葉だ。

老驥《ろうき》は櫪《うまや》に伏すとも（老驥伏櫪）

志は千里に在り（志在千里）

という三国時代の曹操《そうそう》（一五〇―二二〇）の詩は大好きだが、それでも斃れるまでは、自分の足で歩いて居酒屋さんに行きたいものだ。

足腰の弱りを少しでも減ずるためには、より若い時から足腰に適度な負荷をかけつづけることに尽きる。どちらでもよい時はできるだけ自分の足で歩く。そういった日常を自分に課していくことも大事なことにはちがいない。しかし、あえてそのことを意識しなくとも太極拳を楽しみながらかなえられるのであれば、これはこれでありがたいことである。

そして何よりも経絡の刺激による健康の回復あるいは維持が太極拳の大いなる武器と言えよう。それも鍼灸のような直接刺激ではなく、動作から動作へ、一挙手一投足、虚実《きょじつ》を転換することによって、巧《たく》まずして経絡の刺激が得られるところがいい。

さらには原穴《げんけつ》の刺激である。原穴は前述したように手首と足首に分布している。手足の絶え間ない動きが原穴を刺激し続けるのである。

②こころについて

気功である以上、調心すなわち雑念を払って一つ事に集中する心を培《つちか》うことは言うまでもない。ただ太極拳の動きは起承転結によって一つの物語の体をなしているので、雑念が渦まいていたのでは物語が進行しないという点で雑念を払いやすいという利点はある。

武術としては前述したように終りなき向上心である。実際、重心の移動一つとってみてもなかなか旨くはいかない。よしっ、今度こそはとしゃかりきになることはないにしても、絶えずより上を目指す心はいつも胸の内にある。これぞ自己実現の道である。

それに、朝の練功《れんこう》のとき感ずるあの心のときめきはどこから湧いて来るのか。物語を紡《つむ》ぐときめきか、それとも自己実現にはそもそもときめきが伴うものなのか。

がん治療の現場での長い間の経験のなかで、心のときめきこそ生命力ないしは自然治癒力の原動力であるとの確信を得たことを鑑《かんが》みるにつけ、太極拳の養生法としての価値はいやがうえにも高まってくるというものである。

③いのちについて

太極拳の一挙手一投足がすべて虚空を相手にするものであり、太極拳の起承転結が虚空の大いなるいのちの場に身をまかせてのものであることを考えると、攻めの養生としての太極拳の役割が自ら見えてくる。

いつの日か虚空と一体となるリハーサルをしながら、内なる生命場のエネルギーを高めていく。そして時々、内なる生命場が小爆発を起こして溢れ出る。溢れ出たエネルギーは地球の生命力を高めるべく貢献する。そして私たちはかつての美しい地球を取り戻す。

こう考えて来ると、太極拳の存在意義は単なる個人の養生法を超えて計り知れないものになって来るのではないだろうか。

いまでも敬愛してやまない鎌田《かまた》茂雄《しげお》先生の「太極拳は形ではありません。いのちが溢れ出ればいいのです」という言葉をもう一度噛みしめて、この項を終りたい。

あとがき

私は一八歳から五五歳になる今日まで、中国伝統医学の医師の仕事に従事してきました。武術と太極拳との縁は、中国伝統武術の站椿《たんとう》に興ずる父の影響もあって、幼いころから少林拳（中国河南省登封市の嵩山《すうざん》にある禅宗の少林寺とその近郊で伝承されている中国武術）、白猿通背拳《はくえんつうはいけん》（猿のように腕を鞭のように長く伸ばしておこなう拳法）、岳氏連拳《がくしれんけん》（南宋の武将、岳飛《がくひ》（一一〇三―一一四二）に由来する拳法）、大悲拳、太極拳などの本を読んだことに始まります。

成長するに従い、太極拳の奥義《おうぎ》へと興味が向かい、やがて心から愛するようになり、一生離れられないほどになります。〝天命を知る〟の歳をいくつか過ぎてこれまでを振り返ると、中国伝統医学と太極拳のおかげでさまざまな困難を乗り越えることができたと言っても過言ではありません。

私は武術家ではありません。まして太極拳の名人や大家でもありません。太極拳の忠実な愛好者のひとりに過ぎません。そんな私があえて、こうして太極拳の文章を書き、太極拳を愛好する皆さんの健康のために、医者の視点から大事なことをアドバイスしたいと思うのには、多少の理由があります。

今日、日本をはじめ世界各国で健康法が注目されていますが、その背景には、西洋医学の限界に人々が気付き出したことが上げられます。どんなに医療技術が高度に発達しても、心と体を分けて、体だけを治すことはできません。宇宙や自然、そこに存在するすべての生命を一体のものとして捉える中国伝統医学の思想に立脚しないかぎり、生命の問題は解決しえないという認識もあるのでしょう。

さらには、私が主宰する「養生太極拳教室」によって虚弱体質がみるみる改善したり、医者が見放した難病が回復している多くの事実は、人々の目をいっそう中国伝統医学へと向けさせています。

五〇〇〇年の歴史をもつ医と武の世界は、太極拳は単なる養生や武術技能ではない、伝統の優れた文化の広がりと深さを秘めています。学ぶほどに新たな興味が湧き出し、自然や人生に対する見方が深くなっていきます。「養生太極拳」との出会いが一人ひとりの生き方を輝かせていくことを私は確信してやみません。

中国古来の諺に「煉瓦を投げ出して宝玉を引き出す」（抛磚引玉《ほうせんいんぎょく》）という名句があります。自らが先に自分の体験と浅薄な心得（煉瓦）を述べることが、他人の優れた経験と文章（宝玉）の発表のきっかけになれば、という意味です。私が自らの無学と無力を顧みず、本書を世の中に勧めるのは、拙文が「煉瓦」として太極拳の世界のなかへ投ずる一石となり、これによって読者の皆さまが太極拳に導かれて、すこやかになる助けとなれば、無上の幸いだと思うからです。

思えば私が日本へやってきたのは三一歳のとき。爾来二四年にわたり中国伝統医学の普及に情熱を注いできました。帯津良一先生の助力を得て共著を送り出すのも、「われわれは何よりもまず人間の健康が第一である」という精神に則ってのことなのです。

執筆するにあたり、帯津先生をはじめ田村茂登子様、甲斐幹男様ほか多くの方々にご厚情をいただきました。ここで心から篤く謝意を表します。

平成二五年五月吉日

趙　耀輝

著者紹介

帯津良一（おびつ・りょういち）

1936年、埼玉県生まれ。1961年、東京大学医学部卒業。東大病院第三外科医局長、都立駒込病院外科医長などを経て、現在、帯津三敬塾クリニック理事長、帯津三敬病院名誉院長。日本ホリスティック医学協会名誉会長。日本ホメオパシー医学会理事長。医学博士。著書に『健康問答』（五木寛之氏との共著、平凡社）、『ドクター帯津良一のときめき養生食』（海竜社）、『死を生きる。』（朝日新聞出版）、『まるごと〈健康〉』『ホリスティック養生訓』『大ホリスティック医学入門』（春秋社）ほか多数ある。

趙耀輝（ちょう・ようき）

1957年、中国・北京生まれ。（国立）中国北京中医薬大学卒業。1984年より同大学の気功・鍼灸・按摩・漢方医学の講師、同大学（国医堂）中医専門家・教授門診部の気功・按摩医師。1988年、来日。元昭和薬科大学研究員、共同研究者。現在、伝統医学健康回復院院長。中国健康促進基金会養生・健康専項基金専門家委員会聘請為中医経絡専門家。ＷＨＯ公認世界医学気功学会常務理事。同学会特別認定医学気功専門家。教学、臨床歴35余年。著書に『中国秘伝・真気八式ツボ』（新星出版社）がある。chouyouki1957@gmail.com

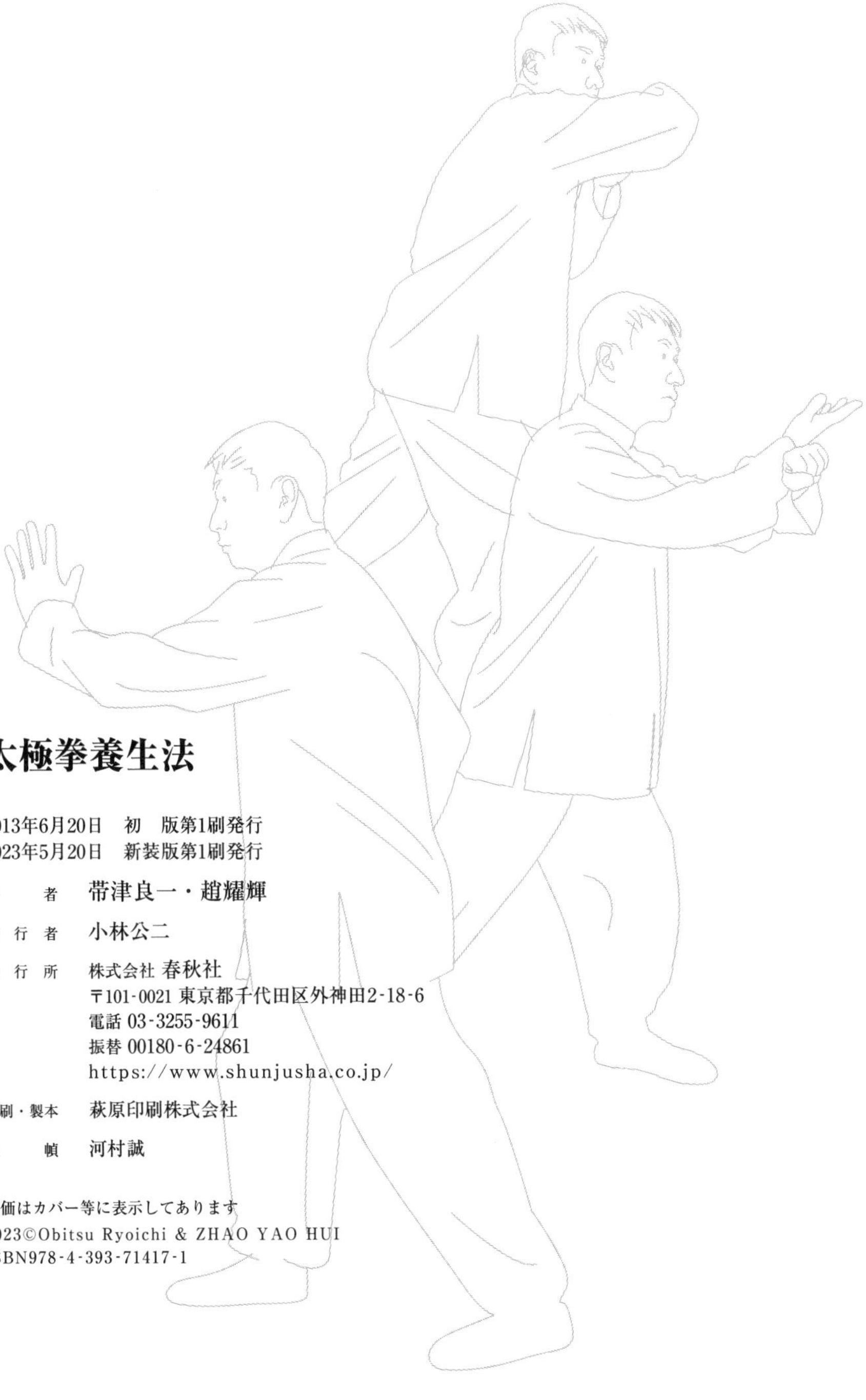

太極拳養生法

2013年6月20日　初　版第1刷発行
2023年5月20日　新装版第1刷発行

著　　者　帯津良一・趙耀輝

発 行 者　小林公二

発 行 所　株式会社 春秋社
〒101-0021 東京都千代田区外神田2-18-6
電話 03-3255-9611
振替 00180-6-24861
https://www.shunjusha.co.jp/

印刷・製本　萩原印刷株式会社

装　　幀　河村誠

定価はカバー等に表示してあります

ISBN978-4-393-71417-1